DE

L'EXPULSION SPONTANÉE

DES

CALCULS DE LA VESSIE

PAR

Gabriel MERCIER.

Docteur en médecine de la Faculté de Paris,
Ancien interne provisoire des hôpitaux de Paris,
Médaille de bronze de l'Assistance publique.

PARIS

LIBRAIRIE MEDICALE DE HENRI REY

14, RUE MONSIEUR-LE-PRINCE, 14

—

1881

DE

L'EXPULSION SPONTANÉE

DES

CALCULS DE LA VESSIE

PAR

Gabriel MERCIER.

Docteur en médecine de la Faculté de Paris,
Ancien interne provisoire des hôpitaux de Paris,
Médaille de bronze de l'Assistance publique.

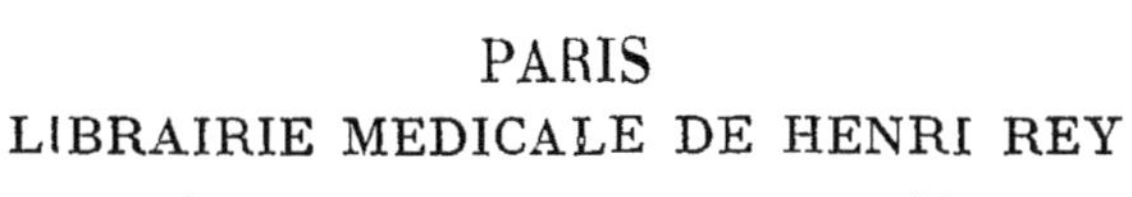

PARIS
LIBRAIRIE MEDICALE DE HENRI REY
14. RUE MONSIEUR-LE-PRINCE, 14

—

1881

A MON PÈRE, A MA MÈRE

A MES PARENTS

A MES AMIS

M. LE DOCTEUR DESPRÉS

Professeur agrégé à la Faculté de médecine,
Chirurgien de l'hôpital de la Charité,
(Externat, 1875).

M. LE DOCTEUR PROUST

Professeur agrégé à la Faculté de médecine,
Médecin de l'hôpital Lariboisière
Membre de l'Académie de médecine,
(Externat, 1876).

M. LE DOCTEUR BUCQUOY

Professeur agrégé à la Faculté de médecine,
Médecin de l'hôpital Cochin
(Externat, 1877).

M. LE DOCTEUR Marc SEE

Professeur agrégé à la Faculté de médecine,
Chirurgien de la Maison municipale de santé,
Membre de l'Académie de médecine,
(Internat provisoire, 1878).

M. LE DOCTEUR POZZI

Professeur agrégé à la Faculté de médecine de Paris,
Chirurgien des hôpitaux,
(Internat provisoire, 1878).

M. LE DOCTEUR MONOD

Professeu agrégé à la Faculté de médecine de Paris
Chirurgien des hôpitaux,
(Internat provisoire, (1879).

M. LE DOCTEUR GILLETTE

Chirurgien de l'hospice de Bicêtre,
Ancien prosecteur de la Faculté de médecine,
(Internat provisoire, 1880).

M. LE DOCTEUR FARABEUF

Professeur agrégé à la Faculté de médecine de Paris,
Directeur des travaux anatomiques de la Faculté.

M. LE DOCTEUR GADAUD

Ancien interne lauréat des hôpitaux de Paris,
Conseiller général de la Dordogne.

DE

L'EXPULSION SPONTANÉE

DES

CALCULS DE LA VESSIE

INTRODUCTION.

La physiologie enseigne que l'urine en traversant les voies urinaires, peut abandonner les différents sels qui entrent dans sa composition. Ces substances devenues libres, forment des précipités, d'autres fois elles cristallisent, enfin elles peuvent par leur agglomération former des concrétions dont le volume est essentiellement variable. Dans l'état pathologique ces concrétions urinaires se présentent avec quelques caractères qu'il importe de faire ressortir.

On voit une catégorie de malades rendre des sables qui sont un dépôt pulvérulent, ayant la forme d'une poudre fine ou de paillettes; plus souvent on remarque des grains produits par le tassement de petits cristaux qui ont une teinte variant du rouge vif à la teinte brique pilée, pouvant même revêtir diverses autres colorations, grisâtres ou d'un gris cendré ou d'un brun noirâtre.

Dans d'autres cas, les malades rendent de la gravelle, c'est-à-dire des petits corps granuleux, du volume d'une petite tête d'épingle offrant les mêmes colorations que précédemment.

Il en est quelques autres, rendant des graviers qui sont aussi de petites concrétions ayant acquis un développement plus considérable que les précédentes, mais dont le volume n'excède pas les limites du diamètre et de la dilatabilité du canal de l'urèthre.

Dans d'autres cas enfin, ces corps étrangers ne peuvent traverser l'urèthre normal, ils restent dans la vessie, formant les calculs proprement dits. Ils peuvent atteindre des dimensions plus considérables et alors ils constituent la pierre.

Les concrétions que rendent nos deux premières catégories de malades, nous savons qu'elles appartiennent à la lithiase rénale, que dans l'une, cette affection se montre silencieuse, sans incommodité, parfois même sans aucun dérangement appréciable de la santé, que dans l'autre au contraire il y a à redouter de graves accidents quelquefois, qui engendrent toute « une iliade de maux » pour nous servir d'une expression que M. le professeur Charcot emploie en pareils cas, c'est la colique néphrétique. La vessie reçoit toutes ces concrétions qui descendent du rein par l'uretère ; elles vont être éliminées au-dehors par la miction, ou elles demeureront dans sa cavité et formeront alors soit des graviers, soit des calculs, soit de véritables pierres.

Cependant les calculs de la vessie sont beaucoup plus

fréquents que ceux des autres parties de l'appareil urinaire ; ils se forment dans cet organe spontanément ou autour de corps étrangers qui auraient pu être introduits par l'urèthre. Ces corps étrangers parvenus dans la vessie, ou bien formés sur place, y séjournent, leur volume augmente graduellement, leur présence détermine des lésions qui se traduisent par des symptômes qui les caractérisent; les malades alors, sont atteints de l'affection calculeuse de la vessie dont la marche est essentiellement variable.

Il est un mode de guérison qui peut survenir en pareils cas, que nous avons constaté chez un malade et que nous voulons mettre en relief, sans avoir recours aux opérations usuelles, la lithotritie ou la taille : c'est l'issue spontanée au dehors par le canal de l'urèthre de graviers et de calculs entiers. Nous verrons aussi, d'après quelques observations que nous avons recueillies dans les auteurs, que le même mode de guérison pourrait se produire chez quelques malades, par l'expulsion de débris d'une ou de plusieurs pierres, après une fragmentation spontanée.

Nous avons observé dans le service de notre maître, M. Gillette, un malade qui a rendu spontanément des graviers et des calculs provenant de la vessie ; nous avons noté ce mode de guérison que nous n'avons pas l'intention de généraliser, n'ayant trouvé dans les auteurs aucun document, aucune observation qui puisse nous y autoriser. Les malades n'ont pas été suivis assez longtemps pour affirmer que leur vessie a été complètement débarrassée de ces corps étrangers, et alors même qu'elle l'eût été, on ne pourrait pas admettre qu'ils fussent guéris de leur affection calculeuse. Les conclusions que nous tirerons de notre travail se rapporteront exclusivement à notre observation et encore ferons-nous quelques réserves.

Nous diviserons notre étude en trois chapitres.

Dans le premier, qui se rapporte au malade que nous avons observé, nous nous attacherons à la description de l'expulsion spontanée par le canal de l'urèthre, en montrant ce que ce phénomène offre de particulièrement intéressant, aussi bien chez la femme que chez l'homme.

Dans le deuxième, nous indiquerons, d'après les quelques notes que nous avons pu recueillir, ce qui se rapporte à l'élimination de débris ou fragments après une fragmentation spontanée.

Dans le troisième chapitre, nous analyserons quelques observations sur l'expulsion spontanée après abcès ou fistule du périnée.

Nous ferons remarquer, en terminant ce court exposé, que l'insuffisance des matériaux sur un pareil sujet, que les quelques observations que nous avons trouvées sans aucune conclusion, sont autant de circonstances qui nous ont rendu personnellement la rédaction de ce travail beaucoup plus difficile. Nous prions M. le professeur Guyon, qui a bien voulu accepter la présidence de notre thèse inaugurale, de recevoir nos sincères remerciements pour les conseils qu'il nous a donnés et les communications qu'il nous a faites.

CHAPITRE PREMIER.

Expulsion spontanée de calculs entiers par le canal de l'urèthre.

CAUSES ET MÉCANISME.

Pour qu'un calcul contenu dans la vessie s'engage dans le canal de l'urèthre, il faut que plusieurs conditions se trouvent réunies. Il faut, en premier lieu, que l'orifice interne du col vésical soit très dilatable et suffisamment ouvert, par conséquent qu'il n'existe ni resserrement spasmodique, ni déviation trop considérable qui survient ordinairement à la suite d'irritations de toutes sortes, qui finissent par amener un engorgement prostatique, que la vessie possède une grande puissance d'expulsion, et si le calcul n'est pas absolument sphérique, s'il est ovoïde, ou cylindrique, ou même irrégulier, qu'il se présente dans le sens le plus favorable. Il faut, de plus, que le bas-fond de la vessie ne soit pas trop déprimé et que les contractions du réservoir urinaire s'exercent régulièrement et progressivement, de manière à se resserrer sur le calcul lorsqu'il vient se mettre au niveau de l'orifice interne de l'urèthre.

Toutes ces conditions que nous venons d'indiquer sont loin d'être toujours remplies, nous pourrions dire qu'elles ne le sont qu'exceptionnellement. Il est nécessaire d'attendre longtemps pour arriver à un résultat favorable. Cette incertitude, ce tâtonnement en quelque sorte, font que, avant que l'engagement du calcul puisse se produire, il y a un agacement du col de la vessie, des besoins fréquents d'uriner, des difficultés et des douleurs pour y satisfaire.

Ces particularités, dues au mécanisme que nous venons d'exposer, nous avons pu les remarquer chez notre malade. Nous le sondions, nous ne trouvions de l'urine qu'en petite quantité dans la vessie, les mictions fréquentes ayant amené une évacuation à peu près complète. Nous faisions une ou deux injections d'eau tenant en dissolution du borax, qui amenaient un grand soulagement quelques minutes après, nous les poussions modérément de manière à distendre lentement et graduellement les parois de la vessie, afin de déplisser la muqueuse, qui pouvait envelopper les calculs et favoriser par là même leur chute sur le bas-fond vésical et leur progression vers l'orifice de l'urèthre, sous l'influence des contractions des couches musculaires. Le malade réclamait lui-même les injections de borax, qui produisaient une amélioration sensible de sa cystite, les envies d'uriner diminuaient de fréquence et les douleurs d'intensité. Nous avons remarqué qu'en faisant deux injections avec des sondes de fort calibre que nous laissions, par conséquent, un peu plus longtemps dans l'urèthre, le malade, après avoir eu un soulagement de quelques heures, éprouvait de vives douleurs produites par les contractions des couches musculaires de la vessie, des envies impérieuses d'uriner et percevait la sensation d'introduction, au bout de quelques minutes, du corps étranger dans le col de la vessie.

Lorsque les contractions vésicales ont amené le calcul dans la portion prostatique de l'urèthre pour le faire progresser, elles peuvent encore agir sur lui non directement, mais par voie indirecte en refoulant l'urine vers le conduit.

L'urèthre n'a pas les mêmes dimensions dans toute son étendue; à sa partie membraneuse, au bulbe, à la fosse naviculaire il présente une capacité beaucoup plus grande, aussi les calculs y séjournent-ils, ne pouvant franchir les points rétrécis qui correspondent à ces portions dilatées. Quelquefois l'arrêt n'est que temporaire, une seconde, une troisième, une quatrième colonne d'urine finissant par amener le déplacement du calcul et le faire progresser jusqu'à son issue au dehors. Cependant il n'en est pas toujours ainsi. Ces contractions vésicales, qui ont accompli la première partie de leur tâche, c'est-à-dire qui ont chassé le calcul dans l'uréthre, sont impuissantes, malgré la force de projection de l'urine et son fréquent écoulement, à provoquer son expulsion. « En effet, il arrive que, lorsqu'un calcul a séjourné quelques heures dans le canal, la sensibilité et la contractilité de la partie qui est en contact avec lui se trouvent accrues; la vessie, après quelque temps de contractions fortes et répétées, se fatigue et la colonne d'urine est lancée avec moins de violence; bientôt commence la surdistension des parois vésicales, l'équilibre entre les forces expulsives et la résistance se trouve rompu et les douleurs et les efforts, quoique violents, demeurent sans résultats. » (Civiale.)

Ce ne sont pas les seuls obstacles à la progression du calcul dans l'urèthre, dès qu'il a été expulsé spontanément de la vessie. Si, comme on le remarque chez l'adulte, le pouvoir expulsif est suffisant, parce qu'il a son plus grand développement, il n'en saurait être de même chez le vieillard. Chez celui-ci, il y a des conditions défavorables à l'expulsion spontanée, la vessie a perdu une partie de sa force expulsive, la prostate dont l'augmentation de volume et l'induration changent la direction de l'urèthre, enfin le canal de l'urèthre lui-même dont le calibre est diminué par divers états morbides.

Chez la femme, cette expulsion spontanée est bien plus facile que chez l'homme. Elle est pourtant rare. Cela se comprend, les calculs vésicaux sont plus rares chez elle. Lorsqu'on examine les différentes statistiques faites à ce sujet, on est frappé de cette disproportion considérable. M. Hybord, dans sa thèse inaugurale de 1872, sur les calculs de la vessie chez la femme et les petites filles, rapporte un exemple qui indique bien cette rareté de la pierre chez la femme. Sur 910 calculeux traités à Norfolck and Norwick Hospital de 1772 à 1862, c'est-à-dire pendant 90 ans, C. Williams a compté 869 hommes et 41 femmes. Or, deux faits principaux peuvent expliquer cette différence : d'une part, les dimensions relativement considérables en largeur et la brièveté du canal de l'urèthre de la femme, d'autre part, la rareté des affections de la vessie et du col vésical Aussi ces calculs consécutifs à des graviers descendus des reins ou à des dépôts phosphatiques provenant de la vessie elle-même, s'observeront-ils exceptionnellement.

Si le mécanisme de l'expulsion spontanée des calculs offre plus de difficulté dans son exécution chez l'homme, cela tient à la longueur du chemin à parcourir, aux points rétrécis qui s'y rencontrent, tandis que chez la femme le chemin est relativement court. Comme le fait remarquer Amussat, l'urèthre de la femme ne répond qu'aux portions prostatique et musculeuse de celui de l'homme. Etendu du méat au col de la vessie il offre une longueur qui varie entre 26 et 35 millimètres. Cependant chez les femmes qui ont eu des enfants, on peut trouver 4 et 5 centimètres de

longueur. Ce conduit décrit une véritable courbe absolument analogue à celle décrite par la région musculo–prostatique de l'urèthre de l'homme. Le méat urinaire est plus
élevé que l'orifice du col qui se continue sans démarcation
tranchée avec le trigone vésical. Cette situation du col et
du trigone vésical favorise singulièrement l'expulsion spontanée de calculs même volumineux. Lorsque les contractions de la vessie amènent les calculs au niveau de l'orifice
interne de l'urèthre, ils s'y engagent facilement parce que
ce conduit est très dilatable et susceptible d'acquérir des
dimensions telles qu'il permet à des corps étrangers d'un
volume considérable de le parcourir sans difficulté. Cette
dilatabilité de l'urèthre chez la femme explique comment
des calculs très volumineux ont pu sortir spontanément
par cette voie. Les auteurs sont remplis de faits de cette
nature et nous nous contenterons de citer les plus remarquables.

Carrio (Gazeta medica, 1847) a vu une femme de 56 ans
expulser spontanément un calcul de 101 gr., long de 7 cent.
et large de 5 cent.

Ségalas a observé une femme (Gazette médicale, 1841)
qui rendit successivement deux calculs pesant l'un 40 gr.,
l'autre 105 gr.

Le Journal de Dublin de 1862, cite l'exemple d'un calcul
de 119 gr. rendu spontanément par une femme.

Middleton a vu rendre un calcul de 125 gr.

Howship a figuré un calcul de 160 gr., expulsé par une
vieille négresse.

Garliep parle d'un calcul de 172 gr., rendu par une
femme de 56 ans.

Lecat en a vu un de 180 gr, ayant 7 cent. de long, 5 cent.
de large et 4 cent. d'épaisseur.

Clauder a vu sortir spontanément un calcul de 384 gr.,
dont l'expulsion fut suivie d'incontinence d'urine. Ce dernier accident n'est point rare d'ailleurs à la suite de ces
distensions forcées.

Bierling a vu une pierre de 24 gr. déterminer par sa sortie une hémorrhagie abondante.

Morand cite une jeune fille de 18 ans qui rendit par
l'urèthre une pierre pesant plus de 125 gr. ; ce corps volumineux déchira la cloison uréthro-vaginale, mais la fistule
guérit d'elle-même.

SYMPTOMES ET MARCHE.

Si dans quelques cas l'expulsion spontanée de calculs de
petit volume ne détermine pas de réaction appréciable,
comme cela arrive plus particulièrement chez la femme
que chez l'homme, il n'en est pas toujours ainsi, et le plus
souvent elle provoque une série de manifestations susceptibles de la faire reconnaître. Nous nous rappelons avoir
vu une malade d'une cinquantaine d'années environ, dans
le service de notre maître M. Proust, qui rendait a la suite
de chaque crise de coliques néphrétiques, 2, 3 et même
4 calculs du volume d'un gros pois et qui nous disait ne
pas les sentir passer dans son canal de l'urèthre. Lorsqu'elle doit se produire pour la première fois, les phénomènes qui l'accompagnent ne diffèrent en rien de ce qu'on
observe dans la cystite, si ce n'est des envies d'uriner se
montrant avec des caractères plus impérieux et plus douloureux. Ces besoins sont dus au déplacement des calculs;
ceux-ci en rencontrant le col vésical produisent une sensa-
on qui provoque la miction. Quand le calcul s'engage

dans le col de la vessie, le malade perçoit très bien la sensation qui se rattache à cet engagement; notre malade nous racontait très exactement ce qu'il éprouvait; il sentait lorsque le calcul commençait à s'engager, il avait la sensation de l'obstruction du canal.

Au moment où un calcul pénètre dans l'urèthre, si son volume ne lui permet pas de parcourir librement le canal, il s'arrête et à ce moment le malade poussant pour uriner, fait de vains efforts, il y a une interruption brusque du jet de l'urine. Quand cet accident arrive chez un enfant, c'est tout à fait à l'improviste. La plupart du temps on ne soupçonnait pas la présence de calculs dans la vessie. C'est le contraire chez l'adulte ; ordinairement le malade a souffert des reins ou de la vessie, il a rendu à plusieurs reprises des petits graviers. Il raconte qu'en urinant il a senti quelque chose entrer dans son canal et que les urines s'écoulant facilement ne sont plus sorties qu'avec peine malgré ses efforts pour les projeter au dehors, ou bien se sont arrêtées brusquement. Souvent il n'accuse d'autre douleur que celle qui résulte de la rétention de l'urine. Mais si c'est un calcul rugueux, son passage dans l'urèthre est accompagné d'une douleur vive et quelquefois d'un petit écoulement de sang. En effet, plus le calcul engagé sera irrégulier, moins il remplira exactement le canal et dans ces cas il déterminera très rarement une rétention complète.

Déjà ces premiers symptômes indiqueront qu'un calcul s'est arrêté dans le canal de l'urèthre, mais il est nécessaire de recourir au cathétérisme explorateur avec un instrument métallique pour en constater directement la présence et pour en reconnaître le volume, la consistance, le siège et la mobilité. (Voillemier.)

Mercier.

S'il est assez gros pour remplir la cavité du conduit, il arrête le passage de la sonde. Alors en le frappant à petits coups, ou en le frottant avec le bec de la sonde on peut apprécier jusqu'à un certain point sa dureté et le poli de sa surface. S'il est très petit, la sonde le rejette contre les parois du conduit, mais en passant sur lui elle donne une sensation particulière de grattement. Ces calculs expulsés spontanément par la vessie peuvent être trouvés dans tous les points de la longueur de l'urèthre, cependant on les rencontre plus particulièrement au périnée et dans la fosse naviculaire. Cette cause est due à une disposition anatomique, c'est-à-dire, d'une part le resserrement qui existe à la partie antérieure de la région membraneuse, d'autre part celui que l'on trouve à l'extrémité de la verge. Elle explique suffisamment ce siège de prédilection.

Quand le calcul est petit, il n'est pas rare qu'après être resté quelques jours dans l'urèthre, il soit chassé au dehors par le flot des urines. Son expulsion est due sans doute à ce qu'il change de position, probablement aussi à ce que le spasme du canal a diminué peu à peu et a fini par disparaître. On ne doit pas perdre de vue cette terminaison heureuse afin de ne pas trop se hâter de recourir à une opération chirurgicale.

Lorsque par une cause quelconque le calcul est retenu dans l'urèthre, il peut y rester très longtemps et même des années; le malade a eu la sensation de l'engagement du calcul à un moment donné, il a très bien rendu compte des symptômes qui s'y rattachent, les accidents ont cessé, tout est rentré dans l'ordre. Cependant un séjour de cette durée n'aura pas lieu sans apporter de notables changements dans l'état des parties; c'est en effet ce qui arrive. Chez les enfants, dont l'urèthre est souple et très dilatable, la présence d'un calcul qui s'oppose à la libre sortie des urines, est bientôt suivie de la formation d'une poche urineuse. Comme le calcul est en général assez petit et mal enserré dans le canal, tantôt il tombe dans cette poche, tantôt il revient à sa première place, de là des alternatives de dysurie et d'urines faciles. Quelques malades se rendent très bien compte, comme le fait remarquer Civiale, de cette influence de la position du calcul sur la miction, et quand ils ne peuvent uriner, ils le repoussent avec les doigts ou se couchent sur le dos pour qu'il tombe en arrière par son propre poids. Nous rapportons plus loin une observation de Civiale où tous les symptômes que nous venons d'énumérer, sont relatés. Chez les adultes, les parois du canal opposent une résistance beaucoup plus grande, elles se laissent dilater dans une certaine mesure en arrière de l'obstacle, mais rarement au point de former une véritable poche. Le calcul reste ordinairement dans la place où il s'est d'abord arrêté, il augmente peu à peu de volume et peut acquérir des dimensions telles qu'on en a vu qui acquéraient celles d'un œuf. On pourrait croire qu'arrivé à une pareille grosseur, il doit causer nécessairement une rétention complète ; on n'observe le plus souvent qu'une très grande gêne dans la miction, c'est que le calcul grossissant d'une manière presque insensible laisse à l'urèthre le temps de se dilater ; en outre, il présente fréquemment sur sa face supérieure ou inférieure et quelquefois sur les deux à la fois, une petite rainure qui assure le cours des urines. L'accroissement des calculs est beaucoup plus considérable, dans les régions membraneuse et prostatique qui sont beaucoup plus dilatables. Ces portions largement dilatées contiennent souvent un grand nombre de calculs, soit expulsés en entier par la vessie, ou bien des fragments cal-

culeux provenant d'une lithotritie vésicale, ou encore d'une
fragmentation spontanée d'une grosse pierre. Pendant les
premiers temps, ces fragments sont petits et irréguliers;
mais bientôt ils se couvrent de couches calcaires, blan-
châtres, plus ou moins épaisses et peuvent acquérir un
volume considérable.

Un calcul arrêté dans l'urèthre et abandonné à lui-même
détermine tôt ou tard les phénomènes propres au contact
prolongé d'un corps étranger avec les tissus vivants. Nous
verrons dans notre troisième chapitre, les complications
qui peuvent survenir et comment l'expulsion spontanée se
produit à travers une fistule consécutive à un abcès du périnée, ou a une taille antérieure.

Dans quelques cas, les malades éprouvent de vives douleurs pendant des heures entières, parfois même pendant
plusieurs jours, soit que le calcul reste immobile, soit que
les contractions de la vessie en poussant le liquide l'ébran-
lent et parviennent à l'amener au dehors, il y a là une lutte
entre les parois de l'urèthre qui ne cèdent point assez et
les contractions vésicales qui redoublent d'énergie, et cette
lutte entraîne de terribles angoisses; dans ces cas, il faut
avoir recours à une opération chirurgicale pour terminer le
travail commencé par la vessie. (Civiale.)

Les efforts prolongés que font certains malades pour
expulser les calculs arrêtés dans l'urèthre déterminent
quelquefois des accidents d'un autre genre. Ainsi, Civiale
a vu survenir dans ces cas-là, des hernies, des congestions
pulmonaires, des congestions cérébrales.

Tous ces accidents sont à redouter chez les malades qu
expulsent spontanément des calculs de la vessie, nous n'en
avons constaté aucun chez notre malade, si ce n'est une
incontinence d'urine, de trois à quatre jours de durée, qui

suivit l'issue spontanée de son dernier calcul, et l'arrêt de quelques calculs dans la fosse naviculaire qui furent extraits sans débridement du méat, mais dont l'extraction provoqua de vives souffrances.

Si l'expulsion spontanée se montre avec des symptômes parfois graves chez l'homme, il n'en est pas de même chez la femme. Les femmes rendent des calculs petits et Richerand regarde cette expulsion spontanée comme favorable à la non-existence de calculs volumineux, ou pierres dans la vessie, car, dit-il, « les concrétions sortant au dehors, les calculs ne peuvent se former. » M. Hybord rapporte dans sa thèse une observation qui lui a été communiquée par M. Delens, où sont relatées les manifestations symptomatiques chez la femme.

Une malade avait rendu, un an environ avant son entrée à l'Hôtel-Dieu d'Angers, de petits graviers dont la sortie produisait, chaque fois. une sensation de chaleur et de cuisson. Huit mois plus tard, elle rendait deux véritables calculs ; le premier pesait 4 gr. 50, le second 2 gr. 80, et, quatre mois après, elle entrait à l'hôpital pour un calcul assez volumineux pour nécessiter la lithotritie. Ainsi, chez cette femme, tous les accidents ont consisté, pendant l'élimination de ses calculs, en des douleurs modérées. Ces phénomènes douloureux, moins prononcés chez la femme que chez l'homme et même nuls chez certaines femmes, leur peu d'intensité tient, comme nous l'avons exposé dans l'article précédent, à ce qu'elles ont un urèthre tellement dilatable qu'il peut donner passage non-seulement à des graviers, mais même à des calculs dont le diamètre surpasse celui de leur canal de l'urèthre.

Bien que les phénomènes douloureux soient peu intenses, il y a cependant des accidents à redouter. On cite des

exemples où cette expulsion spontanée a été suivie d'incontinence d'urine, dans quelques cas, de fistule uréthro-
vaginale, infirmité fâcheuse, dégoûtante, quelquefois tran-
sitoire et le plus souvent incurable, surtout chez les femmes
d'un certain âge.

Le *Journal de médecine*, tome LXVIII, page 206, contient l'histoire d'une jeune fille de 12 ans qui rendait
l'urine par l'ombilic, à l'occasion d'une pierre engagée
dans l'orifice vésical de l'urèthre.

Covillard rapporte une observation d'une jeune fille de
15 ans qui rendit l'urine également par l'ombilic et
qui fut débarrassée de son infirmité par l'opération de la
taille, qui la délivra d'une pierre arrêtée dans le col de la
vessie.

DIAGNOSTIC.

Lorsque le malade a été examiné, qu'on a reconnu dans
sa vessie la présence de calculs multiples, qu'un d'entre
eux, ou plusieurs, ont déjà été expulsés, les phénomènes
douloureux qui surviendront pendant l'engagement d'un
autre calcul ne laisseront aucun doute dans l'esprit du
malade, de même que l'analyse des symptômes dans l'esprit du chirurgien, sur une nouvelle expulsion spontanée.
Dans le cas où le malade n'a jamais rendu aucun calcul,
n'a pas été soumis au cathétérisme explorateur, ou bien
lorsque celui-ci a été négatif, il n'est pas toujours possible
de rattacher, alors même que les sensations du malade seraient très nettement exposées, les phénomènes douloureux
qu'il ressent à la présence d'un calcul chassé par la vessie
dans le canal de l'urèthre. On pourrait confondre l'expulsion spontanée d'un calcul avec celle d'un caillot sanguin.

Nous allons en donner un exemple, que nous avons observé personnellement. Nous nous rappelons avoir observé, à la Maison municipale de santé, en 1878, dans le service de M. Marc Sée, un malade, dont malheureusement nous n'avons pas l'observation, mais dont les souvenirs qu'il nous a laissés sont assez précis pour nous permettre de reconstituer son histoire au point de vue particulier qui nous intéresse. Ce malade, âgé d'une soixantaine d'années, souffrait de la vessie et urinait frequemment du sang, surtout après avoir été sondé, alors même qu'on prenait les plus grandes précautions. Ces hématuries furent mises sur le compte d'un fongus de la vessie. Nous fûmes appelé pour le sonder, dans la soirée. Le malade nous raconta qu'il avait uriné assez facilement, quand tout à coup le jet de l'urine avait été brusquement interrompu, qu'il avait fait des efforts soutenus pour continuer à uriner, parce que, disait-il, le besoin se faisait toujours sentir et devenait de plus en plus pressant ; nous pensâmes que, soit un corps étranger, était venu fermer la cavité du canal, ou bien qu'il était survenu un spasme du col de la vessie ou de la portion membraneuse de l'urèthre. Nous essayâmes de le sonder avec les plus grandes précautions, nous ne parvînmes pas dans la vessie. Nous prîmes la détermination de l'envoyer aux bains. En attendant, nous lui recommandâmes de se mettre sur ses coudes et ses genoux, de ne faire aucun effort ; après être resté deux minutes environ dans cette position, il rendit des urines sanguinolentes avec un caillot du volume d'un gros pois, d'une consistance assez ferme. Chez lui, il n'y a pas eu cette sensation d'engagement de corps étranger, comme cela s'observe chez les calculeux ; ce caillot provenait certainement de la vessie, car l'urèthre était sain, l'urine l'a

refoulé vers un point rétréci, où l'obstruction et probablement l'irritation consécutive ont amené un spasme de
l'urèthre et ont provoqué le phénomène dont nous venons
de donner la description.

On devra donc, pour faire le diagnostic, tenir grand
compte, dans l'interrogatoire du malade, de cette sensation toute particulière qui se rattache à l'expulsion d'un
corps dur et plus ou moins volumineux. Nous abordons
un point où le diagnostic ne laisse pas que de présenter
parfois beaucoup de difficultés. On constate un corps
étranger dans le canal de l'urèthre ; s'est-il formé sur
place, a-t-il été introduit par le méat urinaire, ou bien
provient-il de la vessie? Ceux qui sont introduits dans
l'urèthre dans le but de satisfaire une passion honteuse
peuvent d'autant plus mettre dans l'erreur, que le malade
a intérêt à cacher la cause du mal. Demarquay a parfaitement exposé le mécanisme du mode d'introduction et les
symptômes qui peuvent en imposer pour la présence dans
l'uréthre d'un gros calcul provenant de la vessie. Voici ce
que nous lisons dans son article sur les corps étrangers
introduits dans l'urèthre (*Gazette hebdomadaire*, tome IV,
page 23) : « Au moment où l'érection est arrivée à son
comble, si le malade lâche le corps étranger, l'urèthre s'ap-
plique fortement sur lui et l'entraîne en arrière à mesure
que l'érection cesse. Le malade ne peut le retirer et ses
efforts ne servent qu'à le faire pénétrer plus profondément,
quelquefois jusque dans la vessie, et quand le corps a une
pointe un peu aiguë, il s'enfonce dans l'épaisseur des parois de l'urèthre. Bientôt la verge se tuméfie, est comme
infiltrée, triple de volume, devient rouge et un suintement
sanguinolent a lieu par le méat urinaire. Il y a dysurie ; le
malade rend seulement de temps en temps quelques gout-

tes d'urine; d'autres fois il y a rétention complète; impossibilité d'aller à la garde-robe; une douleur très vive se propage jusque dans la vessie, le long du pénis; l'abdomen est tendu; enfin le malade est dans un état d'angoisse inexprimable, il cherche par tous les moyens possibles à se débarrasser. Retenant le corps étranger en arrière, il tâche de refouler le canal de manière à faire sortir par le méat urinaire la cause de ses souffrances; mais si le corps étranger est peu volumineux, que l'excrétion de l'urine puisse avoir lieu, les malades tâchent de se retenir le plus longtemps possible et prennent en même temps des boissons abondantes, espérant chasser le corps étranger par la force du jet de l'urine. Ordinairement les ressources de l'art sont réclamées promptement; cependant il y a des observations où le corps étranger n'a été extrait que huit jours, un mois, un an, deux ans même après son introduction; dans ces cas il était entouré de matières lithiques. »

Lorsque nous avons été appelé auprès de notre malade pour enlever de la fosse naviculaire le dernier calcul qu'il a rendu, le plus volumineux de tous, nous avons constaté quelques-uns des symptômes que Demarquay a signalés; la verge était gonflée, chaude, rouge, douloureuse, la dysurie complète, le malade ne pouvait rendre une seule goutte d'urine parce que le calcul était sphérique et s'appliquait exactement aux parois du canal, de telle sorte qu'il obstruait complètement la cavité.

Dans d'autres cas, les symptômes sont moins alarmants et même peuvent passer presque inaperçus. Ce sont des calculs qui se forment dans le canal de l'urèthre et plus particulièrement dans la prostate. Le malade se plaint de douleur et pesanteur au périnée, d'envies plus fréquentes d'uriner. On sonde le malade, on sent dans la région prostatique le grattement que produit la sonde en passant sur les calculs qui s'y trouvent. Le doigt introduit dans le rectum sent, au niveau de la prostate, une tumeur inégale, plus dure qu'à l'état normal.

S'il y a plusieurs calculs assez volumineux, on peut percevoir une espèce de crépitation produite par la collision des calculs qui frottent les uns contre les autres. Si la sonde, arrivée dans la vessie, on ne trouve pas le symptôme capital de la pierre, c'est-à-dire le bruit sec caractéristique, on pourra en conclure ou que ces calculs viennent de la vessie, celle-ci en étant complètement débarrassée, ou bien qu'ils se seront formés sur place. Cependant le malade aura rendu quelques graviers, alors il y aura d'autres caractères tirés de la constitution chimique des calculs. Voici comment Voillemier, dans son *Traité des maladies des voies urinaires*, 1868, p. 504, s'exprime à ce sujet: « La composition chimique des calculs formés dans l'urèthre, dans quelques cas, peut servir à les distinguer de ceux qui proviennent de la vessie. Jamais je n'ai rencontré de dépôt formé dans le canal qui ne fût exclusivement composé de phosphate de chaux. Les concrétions vésicales, au contraire, sont constituées par des éléments très divers et le plus souvent par de l'acide urique. Il résulterait de là que toutes les fois que le calcul trouvé dans l'urèthre présenterait un noyau d'acide urique, oxalique ou autre, de phosphate ammoniaco-magnésien, d'oxalate de chaux, avec une enveloppe de phosphate calcaire, on pourrait affirmer qu'il s'agit d'un calcul sorti de la vessie et accru dans le canal; que, si le calcul était entièrement de phosphate de chaux, on devrait présumer qu'il s'est formé dans l'urèthre. Je dis présumer, parce qu'un calcul venu de la vessie peut aussi être de phosphate de chaux et qu'alors il n'y aura pas de différence entre le noyau et son enveloppe. »

Nous appuyant sur ces faits, nous pouvons dire que, dans les cas où les antécédents du malade et l'état de l'urèthre font présumer qu'un calcul trouvé dans l'urèthre ne vient pas de la vessie, on n'a plus guère à conserver de doute s'il est entièrement composé de phosphate de chaux. La structure du calcul fournira aussi quelques éléments pour le diagnostic. Les couches qui enveloppent un noyau arrivé de la vessie dans le canal sont ordinairement concentriques ou elliptiques, parfaitement distinctes, tandis que si le calcul s'est développé sur place dans le canal, ces couches sont à peine appréciables, quelquefois même on n'en distingue pas et toute la masse est formée par l'agglomération uniforme de ses éléments.

Maintenant nous allons examiner le cas où un calcul est expulsé de la vessie et se trouve arrêté derrière un rétrécissement de l'urèthre. Lorsque l'urèthre est rétréci en avant du calcul, cette circonstance constitue une complication sérieuse dont la gravité est en rapport avec l'étroitesse du rétrécissement, le volume du calcul et la gêne de la miction.

On devra se renseigner auprès du malade sur les affections qui seraient survenues dans cette région. Le symptôme le plus marquant sur cet état de choses est une dysurie habituelle. On pourrait, au premier abord, l'attribuer à la seule diminution du calibre de l'urèthre ; mais quand elle n'a pas d'autre cause, le jet de l'urine, si petit qu'il soit, est continu, tandis qu'ici il est souvent interrompu tout à coup. Il faut donc supposer, dans ces cas, qu'à l'obstacle permanent constitué par le rétrécissement, vient s'en joindre un autre, qui n'est que momentané

Cependant ce nouvel obstacle peut se trouver au col de la vessie aussi bien que dans l'urèthre. Voici les recommandations que fait Voillemier (loc. cit.) à ce sujet : « Le meilleur moyen de s'en assurer est de pratiquer le cathétérisme avec une sonde d'argent de petit calibre. Si elle peut franchir le rétrécissement, son contact avec le calcul placé immédiatement derrière lui lèvera tous les doutes. Dans le cas contraire, on sera obligé de se servir d'une bougie de caoutchouc très petite ; elle donnera des sensations moins nettes qu'un instrument de métal ; pourtant on s'apercevra qu'elle rencontre un obstacle momentané et qu'elle frotte contre un corps solide et rugueux bien différent du tissu induré des rétrécissements. Quand on ne peut faire pénétrer la bougie, c'est ordinairement parce que le calcul est gros et remplit le canal. Alors il sera facile de constater sa présence à travers les téguments en palpant l'urèthre dans toute sa longueur. Cet examen est toujours utile, tantôt pour compléter les renseignements fournis par le cathétérisme, tantôt pour reconnaître le volume et le nombre des calculs. »

On comprend toute l'importance qu'on devra attacher au diagnostic d'un rétrécissement de l'urèthre chez un malade qui expulse des calculs de sa vessie, car des accidents graves ne tarderaient pas à survenir. Si le calcul est arrondi à surface lisse, il peut à la manière d'une soupape, fermer l'orifice du rétrécissement et causer une rétention complète ; s'il est anguleux, il irrite la muqueuse, ulcère les parois du canal et peut donner lieu à une infiltration urineuse. Dans tous les cas, il augmentera de volume, et, dans un temps donné, son extraction sera inévitable ; il vaudra mieux au lieu de temporiser y procéder le plus promptement possible.

Chez la femme, lorsque la vessie a expulsé le calcul dans
l'urèthre et qu'elle a été impuissante à le rejeter au dehors,
le toucher vaginal et l'emploi de la sonde permettront d'en
faire le diagnostic. Au toucher on sent sur le trajet du
canal une tumeur dure, arrondie, généralement indolore.
La sonde donne dans un point plus ou moins éloigné, le
choc caractéristique des calculs. Lorsqu'il existe un trajet
fistuleux, l'introduction d'un stylet pourra permettre de
percevoir nettement ce signe, qui dans des circonstances
particulières aurait pu échapper à une exploration purement uréthrale. Il est des cas où le calcul, après avoir re-
poussé la paroi inférieure, subit un véritable enchatonne-
ment, qui l'isole du canal, avec lequel il reste simplement
en communication par un orifice plus ou moins rétréci. On
comprend que dans ces conditions, la sonde passant au-
dessus du calcul, pourra pénétrer dans la vessie, sans le
toucher, ni avertir le chirurgien de sa présence.

Dans un cas de ce genre, Auguste Bérard prit la pierre
pour une tumeur squirrheuse. Il s'agissait d'une femme
de 38 ans, qui n'avait jamais eu de rétention d'urine, mais
qui souffrait depuis plusieurs mois en urinant. Au toucher
vaginal, on sentait une tumeur arrondie, dure, du volume
d'un œuf de pigeon. Le cathétérisme avait été pratiqué.
(Gaz. des hôp., 1842.)

Chez les enfants le diagnostic offre plus de difficultés.
L'arrêt du calcul se traduit par des cris, de l'agitation, de
l'insomnie. M. Callard a présenté en 1858 à la Société anatomique un calcul du poids de 4 gr. qui avait été rendu
spontanément par une petite fille de 4 mois. Après l'expulsion, l'enfant qui ne dormait pas, qui était agitée, qui
criait continuellement, avait repris sa santé et ses forces.

PRONOSTIC

Nous avons à examiner deux points : d'une part, le pronostic du symptôme en lui-même, c'est-à-dire tout ce qui se rattache à l'acte de l'expulsiou spontanée, d'autre part, le pronostic de l'affection calculeuse. Tantôt l'expulsion spontanée se fait sans déterminer aucun accident qu'une douleur plus ou moins vive pendant le passage du calcul dans le canal de l'urèthre, tantôt elle provoque des accidents qui résultent du séjour plus ou moins prolongé des calculs dans les différentes portions du conduit, comme la rétention d'urine, ou une déchirure de la muqueuse avec une hémorrhagie consécutive, résultant de l'irrégularité et des saillies qu'offrent parfois les calculs Si le calcul a un diamètre qui ne dépasse pas celui du canal, s'il est soit sphérique, soit ovoïde et à surface lisse, on pourra par la simple pression le faire cheminer jusqu'au méat urinaire et l'extraire ; la sensation douloureuse provoquée par cette progression pourra être supportée par le malade. Notre malade nous disait que ses souffrances dans le canal de l'urèthre étaient supportables pendant l'expulsion de calculs du volume d'un gros pois, qu'il favorisait lui-même par des pressions exercées sur toute la longueur de la verge, qu'elles devenaient très vives lorsque les calculs étant plus volumineux, venaient s'arrêter dans la fosse naviculaire, alors il faisait des pressions plus énergiques pour les faire glisser jusqu'au méat et les amener au dehors. Lorsque ces calculs conservent les caractères que nous venons d'énumérer, c'est-à-dire, petits, sphériques, à surface lisse, ils peuvent déterminer de très vives douleurs ; c'est un véritable accouchement qui se fait dans quelques cas. Mais si on a sondé le malade souvent avec des sondes de fort calibre, si on a même dilaté modérément le canal de l'urèthre avec des bougies Béniqué, on aura mis la muqueuse uréthrale dans de bonnes conditions pour laisser passer le corps étranger sans trop d'irritation.

Si les calculs sont petits, irréguliers, anguleux, comme on les observe à la suite de la lithotritie, ou bien d'une fragmentation spontanée, ils pourront déterminer une vive irritation pendant leur passage, mais ils ne séjourneront pas dans l'urèthre, ils seront balayés par les flots de l'urine venant de la vessie. S'ils sont plus gros, ils pourront produire des accidents variables, suivant le point du conduit, l'état de la muqueuse de l'urèthre et la susceptibilité individuelle. Nous avons indiqué à notre article, symptômes et marche, les accidents variables qui pouvaient survenir en pareils cas.

Nous abordons maintenant la question la plus importante, celle qui est relative à notre observation, celle qui nous a inspiré l'idée de ce travail et sur laquelle nous devons être très réservé.

L'expulsion spontanée de calculs contenus dans la vessie peut-elle amener la guérison de l'affection calculeuse? Nous savons par la lecture des ouvrages que nous avons consultés, que les chirurgiens après avoir lithotritié et taillé des calculeux, ont constaté au bout de quelques mois ou de quelques années, des récidives de l'affection calculeuse ; par conséquent on ne doit pas considérer les calculs vésicaux comme de simples corps étrangers contenus dans le réservoir urinaire, mais bien comme une maladie dont le calcul constitue seulement un des phénomènes, et bien que notre exploration fréquemment renouvelée, que des injections nombreuses au borax qui ont guéri le malade de sa cystite ou peut-être qui n'existe plus parce qu'il n'y a plus de corps étranger pour la produire, n'ait pas fait constater la présence de calculs, nous ne pouvons pas dire qu'une récidive ne surviendra pas dans un temps plus ou moins éloigné.

Qu'il nous soit permis de reproduire les réflexions que Dolbeau fait au sujet de la récidive, dans son Traité pratique de la pierre dans la vessie. « La pierre vésicale ne constitue pas le plus souvent la maladie tout entière ; chez les calculeux, les affections de l'appareil urinaire sont fréquentes et nous croyons qu'il est rare que la pierre n'ait pas été précédée d'une lésion primitive. Toutefois, il est des individus chez lesquels la présence d'un calcul dans la vessie semble purement accidentelle ; c'est ainsi que les calculs d'oxalate de chaux tiennent à la présence momentanée dans l'urine, d'une substance qu'elle ne renferme pas normalement. On pourrait diviser les pierres de la vessie en primitives et en consécutives, suivant que la formation du dépôt tiendrait à un simple accident de la sécrétion urinaire, ou bien à une altération matérielle des organes ; les premières ne seraient guère susceptibles de se reproduire, tandis que les secondes récidiveraient fréquemment. Relativement à la récidive, on peut dire que les pierres qui ont pris naissance dans le rein reviennent beaucoup moins fréquemment que celles qui tiennent aux lésions vésicales. On n'a jamais observé la récidive des calculs de cystine, celle des pierres d'oxalate de chaux est fort rare ; les pierres d'acide urique reparaissent quelquefois, mais rien n'est commun comme la reproduction des concrétions phosphatiques.

« Cette distinction entre les pierres qui prennent naissance dans le rein et celles qui se forment dans la vessie, est

encore confirmée par une observation clinique qui n'est pas
rare ; un malade porte une pierre d'oxalate de chaux, on
fragmente ce calcul par les procédés de la lithotritie, puis
des accidents surviennent et tout traitement est interrompu ; plus tard on revient au broiement, mais alors on
constate que chacun des fragments de la première pierre
est recouvert de couches phosphatiques et qu'il serait de-
venu l'origine d'un nouveau calcul. L'influence de la cystite
est manifeste dans le cas auquel nous faisons allusion,
c'est à une lésion vésicale qu'il faut attribuer l'apparition
du phosphate de chaux. D'autres fois l'opération a pu être
menée à bonne fin (ou bien l'expulsion spontanée, pouvons-
nous ajouter), mais la présence longtemps prolongée d'un
calcul d'oxalate calcaire a provoqué une affection vésicale
que la disparition du calcul n'a pas complètement guérie ;
bientôt les signes de la récidive sont constatés, toutefois ce
n'est plus une pierre d'oxalate de chaux que renferme la
vessie, c'est un calcul phosphatique. Ainsi la composition
de la pierre, l'ancienneté de sa formation, la nature et le
degré des lésions vésicales fourniront les éléments du pro
nostic relativement à la récidive de la maladie ». Ainsi on
voit que pour Dolbeau la récidive serait très fréquente à
cause surtout de l'affection vésicale concomitante.

Nous avons pourtant un remarquable exemple de guérison ou que du moins nous pouvons considérer comme tel
après l'expulsion spontanée d'un calcul unique de la vessie. Nous le devons à l'obligeance de M. le professeur
Guyon. Nous racontons le fait d'après nos souvenirs. Il y
a une dizaine d'années environ, M. Guyon fut appelé auprès d'un médecin qui avait horriblement souffert de la
vessie pendant toute la nuit. M. Guyon se présenta le matin, examina le malade et trouva, au niveau de la fosse

naviculaire un calcul vésical de la grosseur d'une olive
ordinaire. Le calcul était trop volumineux pour passer par
le méat urinaire, aussi fallut-il procéder au débridement.
La vessie fut explorée avec soin, on ne constata la présence d'aucun calcul. Depuis cette époque, le malade s'est
toujours bien porté, il n'a éprouvé aucun des symptômes
de la pierre dans la vessie. Si nous tenons compte de la
date éloignée de l'accident, du laps de temps considérable
qui s'est écoulé depuis l'expulsion de ce calcul jusqu'à au
jourd'hui, on peut conclure que cette expulsion spontanée d'un calcul unique a amené la guérison définitive de la
maladie. Pour terminer, nous citerons un fait où l'expul-
tion spontanée d'un calcul de la vessie a amené la guérison
d'une paraplégie probablement d'une origine réflexe. Gi-
raldés (Leçons cliniques, p. 561) raconte le fait suivant :

« J'ai vu dans un d es services médicaux de l'hôpital des
Enfants-Malades, une petite fille affectée d'une paraplégie
liée, pensait-on, à une altération de la moelle. L'enfant etait
à l'hôpital depuis quelque temps, lorsqu'un jour on vit poindre à travers la vulve un corps étranger, dont on facilita
l'expulsion ; c'était un calcul qui s'était frayé un passage
de l'urèthre dans le vagin. La paraplégie, puis les symptômes concomitants s'amendèrent et disparurent promptement. »

Le pronostic, chez la femme, est en général favorable.
On peut cependant observer des lésions de l'urèthre et des
fistules vésico-vaginales consécutives. En général, l'expulsion spontanée amène la guérison de la maladie bien
plus facilement chez elle que chez l'homme.

Le Dr Sinclair cite dans le Reports of the Dublin patho-
logical Society (août 1874), une observation d'un gros cal-

cul sorti spontanément chez une femme qui amena la guérison de l'affection calculeuse.

Le Dr Clogg (The British medical Journal, 2 mai 1874),
cite le cas suivant : Une femme de 42 ans souffrait de la vessie, la nature de la cystite fait porter le diagnostic de calcul
de la vessie. Un traitement médical guérit la cystite en une
ou deux semaines. Quelque temps après, la malade eut des
douleurs analogues à celles de l'accouchement et la sensation d'une pierre qui voulait sortir de la vessie. Clogg
trouva en effet un calcul qui était arrêté dans l'urèthre et
qu'il put extraire facilement avec ses doigts. La guérison
fut complète.

INDICATIONS THÉRAPEUTIQUES.

L'expulsion spontanée est un moyen de guérison des
calculs vésicaux. Lorsqu'on se trouvera en présence d'un
calculeux qui aura déjà rendu des graviers d'un certain volume pour nécessiter la lithotritie, quand à l'aide du lithotriteur on aura pu déterminer la grosseur des calculs dont
les dimensions peuvent franchir le canal de l'urèthre, on
devra favoriser l'expulsion spontanée au moyen de fréquents
cathétérismes, tant pour dilater l'urèthre que pour l'habituer à la présence de corps étrangers. On pourra aider à
ce traitement par des injections médicamenteuses pour
combattre la cystite, qui, en même temps, distendront graduellement la vessie et faciliteront l'accès des calculs à l'o-
rifice du col vésical. Presque tous les malades, mus par la
crainte d'une opération, et même beaucoup de médecins,
comme l'a fait observer Civiale, répondront sans hésiter
que l'expulsion spontanée ou provoquée par un traitement

médical, et nous ajoutons par les moyens dont nous nous
sommes servi chez notre malade, mérite la préférence. Pour
ce traitement médical, dans lequel nous n'avons qu'une mé-
diocre confiance, il ne s'agit que de boire abondamment une
eau dont la composition est déterminée, de prendre des bains
prolongés, de faire de grands mouvements lorsqu'ils sont
possibles et de se placer, au moment d'uriner, dans la position la plus favorable pour que le propre poids du calcul
le dirige vers l'orifice interne de l'urèthre, afin qu'il soit
entraîné par le flot de l'urine. Civiale rapporte qu'il en a
observé divers exemples et qu'il y en a d'autres qui ont été
recueillis particulièrement aux sources d'eaux minérales.
Cette méthode de traitement n'a pourtant pas son appro-
bation, bien qu'il « ait vu des malades rendre naturellement des calculs dont le volume étonne ». Dans son ou-
vrage sur le traitement de la pierre et de la gravelle, nous
lisons ce qui suit, p. 226 : « Jusqu'ici lorsqu'on voyait un
graveleux expulser, soit naturellement, soit à la suite d'un
traitement médical, un petit calcul ou un gros gravier, on
se félicitait et avec raison du résultat, même sans tenir
compte des accidents et des douleurs atroces qui avaient
précédé ou accompagné cette expulsion. Je dis qu'on avait
raison, parce que la non-expulsion du corps étranger ne
laissait en perspective que la pierre et la taille; or, la pré-
vision d'un tel malheur ne permettait pas même de s'arrêter à des sensations quelque pénibles qu'elles fussent et à
des accidents d'un ordre souvent secondaire quant aux
suites. Aujourd'hui, la question est tout autre et pour le
démontrer, il me suffira de mettre en regard ce qu'on observe quand cette expulsion spontanée des gros graviers
est abandonnée aux soins de la nature ou provoquée par
des moyens du ressort de la médecine, et lorsqu'elle

est confiée aux procédés dont la chirurgie s'est récemment enrichie ». Il veut parler de la lithotritie.

Civiale rapporte, dans sa troisième lettre, le cas de M. Wettrel, venant de l'île Bourbon ; ce malade avait déjà rendu plusieurs calculs quand il vint le consulter. Un de ces calculs existait encore dans la vessie, où sa présence donnait lieu par moment à des désordres. Il finit par s'engager dans l'urèthre et occasionna des difficultés d'uriner, même une rétention d'urine ; mais par suite d'efforts répétés et prolongés et avec des douleurs inexprimables, il parcourut toute l'étendue du canal et finalement s'arrêta dans la fosse naviculaire, d'où il fut extrait après un débridement du méat urinaire. Le malade guérit.

Le même auteur cite le cas de M. Barbette qui rendit spontanément quelques gros graviers, sans accidents ni douleurs excessives, et chez lequel un traitement médical prescrit par lui-même amena une amélioration notable qui se soutint.

Les relevés de calculeux traités aux eaux minérales fournissent plusieurs faits analogues. « Ce sont ces cas heureux, dit Civiale (loc. cit., p. 242), qui ont accrédité une pratique, dont les conséquences, par l'extension qu'on cherche à lui donner, deviennent chaque jour fatales à une multitude d'autres calculeux. Mais il faut s'en prendre de tant de malheurs avoués ou cachés, à ce qu'on a négligé de préciser les cas, à ce qu'on a négligé les explorations que j'ai tant recommandées. »

Parce que des calculs ont été rendus spontanément, si par une exploration nouvelle on en trouvé dans la vessie, il ne s'ensuit pas qu'il faille attendre la bonne volonté de la nature ; ce serait une négligence coupable. En effet, des calculs dans la vessie peuvent devenir d'un moment à l'autre la cause de graves accidents, et il serait moins que prudent d'attendre pour agir qu'ils soient manifestés. Ce sont ces accidents qui doivent être mis sur le compte du traitement médical. Sans vouloir le proscrire absolument, on ajoutera d'autres moyens, tels que passage fréquent de sondes de différents calibres, parfois même quelques séances de Béniqué, des injections de borax qui agissent dans ce cas plutôt mécaniquement, qui nous ont donné d'excellents résultats chez le malade que nous avons observé. Mais si ces moyens thérapeutiques ne donnent pas les résultats qu'on est en droit d'attendre, il ne faudra pas rester inactif, « il faudra avoir recours à la lithotritie, car il y aurait des dangers sérieux, la perte de temps pendant lequel le calcul grossirait, les lésions organiques se développeraient, la constitution se détériorerait, au point que l'opération, seule ressource efficace, deviendrait ensuite plus difficile, plus douloureuse, plus dangereuse, et qu'au début le malade opéré avec certitude de succès par les procédés de la lithotritie, se trouve condamné plus tard à la triste alternative de subir l'opération de la taille ou de succomber aux inévitables désordres qu'amène le séjour prolongé des calculs dans la vessie, » (Civiale.)

L'expulsion spontanée chez la femme amène aussi la guérison, mais bien qu'elle soit plus facile que chez l'homme, on est obligé parfois de la favoriser par les mêmes moyens, d'autres fois on doit recourir aux procédés de la lithotritie. Nous allons rapporter une observation de Astley Cooper (Guy's Reports, avril 1838), qui est remarquable en ce qu'elle prouve la puissance des efforts de la nature pour débarrasser l'économie d'un calcul énorme et pour opérer une guérison qu'on devait peu espérer en raison de la gravité des accidents.

« Marie B..., âgée de 18 ans, souffrait depuis sept ans dans la région hypogastrique : ses urines coulaient involontairement. Au bout de quelque temps, les douleurs devinrent excessives et semblables à celles de l'accouchement; elle rendait du pus et du sang par la vessie. L'amaigrissement était considérable, et la fièvre presque continuelle. Un jour que Marie B... faisait de très grands efforts pour uriner, au bout de dix minutes, un calcul s'échappa rapidement et tomba dans le vase de nuit. Elle se sentit soulagée aussitôt, mais elle ne se rétablit parfaitement qu'un an après. Bien qu'elle eût 18 ans, elle n'avait pas encore été réglée; trois mois après, la menstruation s'établit. »

Les différents moyens que nous avons étudiés chez l'homme sont-ils applicables à la femme? Nous pouvons dire que la dilatation de l'urèthre se fait chez elle avec beaucoup de facilité. Tolet dit : « Il ne faut pas dilater trop avant parce que le canal est court, et que les fibres trop dilatées et presque lacérées, ne pourraient plus se resserrer pour empêcher l'écoulement involontaire de l'urine. » D'autre part, Boerhaave dit : « Dans les femmes, il suffit de dilater l'urèthre pour les délivrer de la pierre, il est rare qu'on soit obligé de faire incision. »

C'est surtout de 16 à 40 ans que la dilatation doit être employée, car c'est à cette époque que les muscles jouissent de toute leur contractilité. A peine développée chez l'enfant, cette propriété disparaît peu à peu avec les années chez le vieillard. Par suite, aux deux âges extrêmes de la vie, la dilatation expose davantage à l'incontinence d'urine. Toutefois, qu'on ne croie pas que la vieillesse soit une contre-indication formelle. Borelli rapporte l'observation d'une femme âgée de 60 ans, à laquelle il fit la dilatation avec des pinces retirées ouvertes et le doigt, et enleva un calcul de 4 centimètres qui s'engageait dans l'orifice vésical. Cette malade n'eut pas d'incontinence d'urine.

Cette méthode ne saurait non plus être appliquée avec succès chez les petites filles, dont l'urèthre offre un calibre moins dilatable, et dont l'écartement interpubien est trop étroit pour permettre la sortie de calculs volumineux. Cette règle cependant n'est pas absolue, et nous trouvons dans Astley Cooper deux observations de petites filles de 6 et 11 ans qui ont très bien guéri et sans incontinence d'urine.

On comprend que lorsqu'on aura reconnu la présence de calculs dans la vessie, on doive en favoriser l'expulsion spontanée, parce que la lithotritie est très difficile chez la femme. En effet, il est souvent difficile de maintenir dans la vessie la quantité de liquide nécessaire pour le maniement des instruments. On y parvient, à la vérité, en faisant comprimer par un aide la paroi inférieure de l'urèthre à travers le vagin. Mais cela ne laisse pas que de gêner la manœuvre. Le peu de longueur du canal de l'urèthre, sa dilatabilité permettront l'issue facile de calculs volumineux.

CHAPITRE II

Expulsion de calculs après fragmentation spontanée.

Dans le chapitre précédent nous avons cherché à étudier
l'expulsion spontanée de calculs dans son ensemble; nous
nous sommes attaché au fait lui-même, à l'expulsion des
calculs entiers, nous l'avons considéré sous tous ses rap-
ports; maintenant nous allons décrire le phénomène de la
fragmentation spontanée, et l'expulsion de débris ou de
fragments d'une ou plusieurs pierres contenues dans la
vessie.

Quand les malades se trouvent aux eaux minérales, ou
bien quand ils font usage de ces eaux naturelles ou artificielles, on pourrait attribuer chaque fragmentation et
chaque expulsion de fragments à leur action de désagrégation. L'examen de divers faits de fragmentation spontanée
des calculs vésicaux n'a pas beaucoup éclairé sur la cause
et le mécanisme de ce morcellement. On l'observe chez les
enfants, chez les adultes et plus particulièrement chez les
vieillards. Le plus souvent c'est à une époque avancée de
la maladie calculeuse, lorsque déjà la constitution a
éprouvé un délabrement considérable. On le voit dans
quelques vessies fortement hypertrophiées, et cependant
ce n'est pas rare non plus dans le cas d'atonie ou de para-
lysie de la vessie. Cette fragmentation spontanée a même
lieu dans les vessies où la pierre n'est soumise à aucun
frottement, à aucune collision.

Ces conditions de désagrégation nous échappent; bornons-nous à donner l'une des principales circonstances auxquelles on a rattaché cette particularité de l'affection alculeuse. La vessie des calculeux est souvent hypertrophiée, et alors elle possède un pouvoir contractile considérable.

La contraction de la vessie sur les calculs dans quelques cas est si forte, que certains malades entendent le bruit, au dire de Civiale, de pierres frottant les unes contre les autres. C'est ainsi que Covillard et Fabrice de Hilden en rapportent des exemples. Pour donner une idée de cette force de contraction de la vessie, Civiale rapporte que chez quelques malades qu'il a observés et qui rendaient des fragments, ile faisaient de si grands efforts pour chasser les dernières gouttes d'urine, et dès que celles-ci étaient sorties les parois vésicales s'appliquaient avec tant de force sur les calculs, que si une sonde se trouvait prise entre deux ou trois de ceux-ci, on avait de la peine à la retirer jusqu'à ce que la contraction de la poche urinaire eût cessé. (Traitement de la gravelle et de la pierre, p. 362). Mais cette force contractile ne peut s'exercer avec toute sa puissance, que quand il y a plusieurs calculs.

Or, on trouve des pierres solitaires qui sont également morcelées. Ce morcellement arrive, d'ailleurs, pour des calculs de même nature, dans des vessies affaiblies, amincies et qui possèdent à peine assez d'énergie pour chasser l'urine.

M. A. Mercier, dans ses *Recherches*, etc., Paris, 1856, donne l'explication suivante au sujet du mécanisme du morcellement : « Cette rupture spontanée ne tiendrait-elle pas, dans quelques cas, à ce que plusieurs calculs à facettes juxtaposées s'étant trouvés réunis, soit par une matière intermédiaire, soit par de nouvelles couches, qui leur auraient formé une enveloppe commune, se seraient ensuite disjoints par destruction de leurs moyens d'union. »

Dans la plupart des cas de fragmentation, l'urine était acide, et c'est même pour diminuer cette acidité qu'on a eu recours aux substances alcalines. Quelquefois, cependant, l'urine était alcaline. Il faut noter cette circonstance, parce que les partisans de la dissolution ou de la désagrégation des calculs dans la vessie ont prétendu que la fragmentation spontanée n'avait lieu qu'autant que l'urine devenait ammoniacale, le carbonate d'ammoniaque dont elle se trouve alors chargée agissant comme le font les eaux alcalines.

Civiale fait remarquer que l'état ammoniacal de l'urine, spontanément développé, est une chose toujours grave et trop souvent fâcheuse parce que, ordinairement, il indique des lésions organiques profondes. Ce n'est donc pas une circonstance favorable au morcellement de la pierre.

Voici ce que dit Whitt, un auteur anglais (*On the virtues of lime Water*, p. 209), sur ce sujet : « Newcome, chanoine de Windsor, pendant qu'il faisait usage de l'eau de chaux, ayant versé, soir et matin, de son urine sur un morceau de pierre vésicale, le vit d'abord se ramollir à sa surface, puis il aperçut une petite fente tout autour de la pierre, comme si on l'eut cernée avec un couteau ; cette fente devenait tous les jours et plus large et plus profonde. Ayant voulu examiner la pierre de plus près et l'ayant prise entre les doigts, elle se partagea en deux ; les surfaces, par lesquelles ces morceaux étaient joints, étaient entièrement unies et ne s'engrenaient pas l'une sur l'autre, mais paraissaient comme si ces deux morceaux avaient été d'abord deux corps distincts, liés entre eux par une espèce de ciment. »

Leroy d'Etiolles (*Bulletin de la Société anatomique*, 1855, p. 550) rapporte le fait suivant : Il a trouvé sur un vieillard cinq calculs dont un entier, ovoïde, du volume d'un œuf de pigeon qui a été scié dans son plus grand diamètre. On y voit nettement sur la surface de section six fissures naturelles qui partent du centre, ce qui aurait probablement donné lieu plus tard à six calculs isolés par fragmentation spontanée. Les quatre autres calculs étaient une preuve que cette fragmentation spontanée n'était pas chose hypothétique. En effet, ils présentent des surfaces de segment ovoïde du volume environ du calcul précédent. Les surfaces de segmentation ont perdu leur netteté par une couche blanchâtre, peu épaisse, d'urate d'ammoniaque, qui y a été déposée après la fragmentation.

M. Guéniot a également recueilli un exemple très remarquable de ce genre de rupture spontanée chez un vieillard de quatre-vingt-trois ans. Nous rapportons plus loin cette observation.

Ségalas a communiqué à la Société de médecine, en 1846, une observation semblable. Il présenta des fragments de pierre expulsés spontanément par un malade. « Lorsque je le vis pour la première fois, il avait déjà rendu plusieurs fragments. Je le sondai et constatai l'existence d'autres calculs dans la vessie, mais, ne pouvant m'occuper immédiatement de leur extraction, je lui conseillai l'usage de l'eau de Vichy et un régime convenable. Je le revis quelque temps après, il m'apportait les fragments que je vous présente. Ce cas, ajoute-t-il, de fragmentation spontanée et d'expulsion me paraît unique. Je n'en ai pas encore observé d'analogue sur le vivant. »

Dans une communication faite en février 1855 à l'Académie des sciences, Leroy-d'Etiolles a présenté un nouvel exemple de rupture spontanée d'une pierre dans la vessie: « Deux pierres, du volume d'une grosse noix, se trouvaient dans la même vessie; l'une d'elles se fractura spontanément en quatre quartiers presque égaux, l'autre était entière. » Lorsque Leroy-d'Etiolles a pratiqué, il y a deux mois, l'opération de la taille hypogastrique sur le malade qui était porteur de ces concrétions, la lithotritie ne lui ayant pas paru opportune dans cette circonstance, la pierre entière, dont la dureté était fort grande, ayant été sciée par le milieu, on a pu voir à son intérieur quatre fissures qui probablement auraient encore produit plus tard sa rupture. Ce fait de fragmentation est le cinquième que Leroy-d'Etiolles a eu l'occasion de rencontrer.

Certains calculs vésicaux peuvent se morceler dans la poche urinaire, alors que les malades ne sont soumis à aucun traitement médical. Quelques-uns même ne savent pas qu'ils sont calculeux et ils ne l'apprennent que par les fragments de pierre expulsés avec l'urine; d'autres souffrent depuis longtemps, ils connaissaient la cause de leurs maux, mais ils n'avaient rien changé ni à leurs habitudes, ni à leur régime au moment où la fragmentation du calcul a commencé; rien de nouveau, rien de spécial non plus n'avait apparu, eu égard à la santé générale, aux souffrances locales, à la nature de l'urine.

En général, le morcellement a lieu de préférence dans les petits calculs. Il peut s'opérer sous les yeux de l'observateur par l'action desséchante de l'air, comme nous en rapportons plus loin une observation. (Voir obs. 7.)

Civiale parle d'un malade de son service des calculeux chez lequel la fragmentation eut lieu pendant l'administration du sulfate de quinine contre une fièvre d'accès qui s'était déclarée peu de jours après l'admission du sujet à l'hôpital.

Cette fragmentation spontanée s'opère-t-elle indistinctement sur toutes les variétés de calcul? Plusieurs espèces de pierre peuvent éprouver cette fragmentation : l'oxalate de chaux, des calculs de phosphate de chaux, ammoniaco-magnésien ; mais, le plus souvent, les pierres fragmentées sont d'acide urique et d'urate d'ammoniaque dans des proportions diverses. Les caractères que présentent ces fragments diffèrent suffisamment des calculs entiers pour que nous devions les mentionner.

Leur couleur est fauve en général, parfois avec une teinte plus foncée; quant à la couche grise, cendrée ou même blanche que ces calculs morcelés présentent, à moins que la masse entière ne soit phosphatique, elle dépend d'une dernière couche qui s'est produite sous l'influence d'un état morbide de la vessie et qui est tantôt du phosphate de chaux ou de l'urate de soude ou de chaux. Pour chaque sorte de calculs, la forme des éclats diffère. Dans ceux d'oxalate de chaux, ce sont des grains noirâtres, rugueux, inégaux, détachés d'une masse centrale et sur lesquels on distingue le point par lequel ils adhéraient. Quelquefois ces grains sont peu considérables et presque mous. Pour les calculs blancs ou gris, ce sont tantôt de petits grains spongieux et légers, tantôt des plaques plus ou moins consistantes et de grandeur variable ; quelques-unes sont remarquables par leur degré de conservation et l'on peut, jusqu'à un certain point, juger du volume de la pierre à laquelle elles ont appartenu. Enfin, pour ceux d'acide urique et d'urate d'ammoniaque, les fragments offrent des dissemblances si grandes, qu'on ne peut établir aucune règle sur leurs caractères propres. (Civiale.)

Quant à la quantité, au volume et à la forme des éclats de pierre spontanément expulsés par les malades après l'usage des alcalins, ils sont essentiellement variables, quadrilatères, triangulaires, coniques, anguleux. Certains malades en rendent, presque sans douleur, qui sont très gros et anguleux, tandis que d'autres souffrent beaucoup pour en expulser de très petits; le degré d'irritation de l'urèthre et de contractilité de la vessie exerce à cet égard une grande influence. On remarque, au pourtour de ces fragments calculeux, quelquefois, des excavations, des anfractuosités, des sillons que quelques auteurs croient survenir sous l'influence de l'action des dissolvants, mais qui sont plutôt un simple effet du hasard.

Les fragments peuvent s'arrêter dans tous les points de l'urèthre, mais leur siège de prédilection est à la portion membraneuse et, en particulier, en arrière du collet du bulbe. Leur accumulation dans cette région tient à la dilatabilité des parois et au resserrement du canal au niveau de l'aponévrose moyenne. Ces calculs subissent promptement une sorte d'enchâtonnement entre les deux feuillets réfléchis de la muqueuse, ce qui a pour conséquence de rétrécir le canal et d'apporter des troubles plus ou moins notables à la miction. Ces troubles fonctionnels vont même quelquefois jusqu'à la rétention complète. Le plus souvent ils s'accompagnent d'accidents fébriles d'une grande intensité.

Si le calcul est anguleux, il n'est pas rare de le voir s'engager dans la paroi, la perforer même et donner lieu à des accidents variables, tels que abcès, fistules, orchites, infiltration urineuse. Leroy d'Etiolles a vu un malade succomber à une ulcération de la portion membraneuse, au voisinage du fragment.

Demarquay a observé la gangrène du gland sous l'influence d'un fragment volumineux arrêté dans la portion pénienne du canal.

Les accidents de rétention qui sont les plus fréquents se montrent parfois avec un degré d'urgence tel, qu'il y a nécessité d'intervenir sur le champ. Dolbeau appelé près d'un malade qui avait été lithotritié la veille par Horteloup, dut séance tenante pratiquer une boutonnière pour un calcul arrêté à la portion membraneuse.

Le diagnostic présente de sérieuses difficultés, lorsque le malade n'a encore rendu aucun fragment. L'arrêt de la sonde dans un point du canal, le palper extérieur et le toucher rectal, pourront fournir d'utiles indications. Lorsque les fragments prolongent leur séjour dans le canal, ils se recouvrent de sels calcaires et deviennent autant de noyaux qui perdent leur physionomie propre pour prendre celle des calculs uréthraux ordinaires. Cependant il n'en est pas toujours ainsi. Dans bon nombre de cas, les malades disent qu'ils ont rendu de temps en temps des éclats de calculs et qu'ils ont suivi un traitement médical. Il n'y a qu'à aider la nature ou plutôt qu'à la suivre, car elle montre le chemin. Cependant si après quelque temps de traitement, il n'y a pas de changement appréciable, soit dans la quantité, soit dans la qualité des fragments, il faudra non seulement introduire une grande quantité d'eau dans l'économie pour rendre l'urine abondante et entraîner les éclats, mais passer des sondes de différents calibres pour dilater l'urèthre et l'habituer en quelque sorte à la présence d'un corps étranger, et faire des injections dans la vessie. Nous rapportons plus loin une observation de Civiale qui doit attirer tout particulièrement l'attention, à cause du volume des calculs expulsés spontanément et de la facilité avec laquelle plusieurs d'entre eux se fragmentaient, tandis qu'en se desséchant ils acquéraient une grande consistance. « Si au lieu d'être livrée à elle-même, dit Civiale, cette maladie avait été traitée convenablement et en temps opportun, si l'on avait diminué la sensibilité de l'urèthre, si l'on avait ranimé la contractilité vésicale, par l'emploi de quelques injections, au lieu de séjourner dans la vessie et d'y constituer de véritables calculs tous les graviers seraient sortis comme ceux qui avaient été rendus spontanément et le malheureux vieillard n'aurait pas succombé après d'effroyables angoisses aux désordres qui furent constatés à l'autopsie. » Ce sont ces judicieuses réflexions, ces considérations qu'il faudra mettre en pratique dans le cas d'expulsion de fragments calculeux.

Mercier.

CHAPITRE III

De l'expulsion spontanée des calculs de la vessie après abcès ou fistule du périnée.

Jusqu'ici nous avons vu l'expulsion spontanée de calculs entiers ou de fragments de calculs après fragmentation spontanée, se faire par le canal de l'urèthre, maintenant nous allons étudier les cas où l'expulsion se fait par une autre voie, c'est-à-dire au niveau de la région périnéale antérieure. S'il est à désirer de voir la guérison se produire dans les deux premiers cas, alors même que des accidents peuvent se montrer du côté du canal de l'urèthre, on doit redouter que l'expulsion se fasse après abcès du périnée à cause de cette complication fâcheuse et des graves désordres souvent irrémédiables qui en sont la conséquence. Des calculs provenant de la vessie pénètrent le plus fréquemment dans une fistule borgne ou complète, s'y arrêtent et se développent par des dépôts successifs qu'ils reçoivent. Quand un calcul vésical s'est ainsi engagé dans une fistule, il repousse peu à peu le tissu cellulaire, l'organise en néomembrane qui limite l'infiltration urineuse et l'empêche de s'étendre aux parties voisines et demeure dans sa nouvelle situation, jusqu'à ce que l'art intervienne ou qu'une modification survenue dans les tissus qui l'entourent détermine son élimination spontanée. Cette néomembrane organisée qui enkyste plus ou moins le calcul, présente généralement une coloration rosée et rappelle les caractères extérieurs des muqueuses avec lesquelles elle se continue sans changement extérieur appréciable. Elle acquiert quelquefois un degré d'organisation plus avancé; on en voit qui sont comme cartilagineuses. Ces poches artificielles dont quelques-unes pourraient admettre le poing, se continuent avec le canal par une ouverture de grandeur variable. Il s'est cependant rencontré des cas, où toute communication appréciable avec le canal avait disparu. Tel est le fait remarquable d'un calcul rendu spontanément par le périnée et observé par M. Maisonneuve. Nous publions plus loin cette observation.

Michon (Société de chirurgie, 1849) a extrait du périnée d'un homme qui avait été opéré quinze ans auparavant de la taille latéralisée par Lisfranc, plusieurs concrétions calculeuses taillées à facettes, lesquelles étaient contenues dans une poche accidentelle, communiquant avec l'urèthre par un trajet fistuleux. Un grand nombre de calculs avaient été déjà rendus spontanément à la suite d'abcès.

Dans ce genre d'expulsion, la taille joue un rôle prépondérant. M. Bourdillat (Thèse inaugurale, 1869) rapporte que sur 40 malades atteints de calculs au scrotum et au périnée, 16 avaient subi la taille antérieurement. Comment agit la taille dans cette circonstance? Elle prépare le développement des calculs de plusieurs manières. Tantôt elle donne naissance à une fistule complète qui lui succède sans transition, tantôt elle laisse derrière elle une fistule dont l'existence reste complètement méconnue. Louis a considéré la taille comme prédisposant le plus aux fistules complètes et surtout aux fistules borgnes, à cause du défaut de parallélisme entre l'incision uréthrale et la plaie extérieure, dis-

position qui permet la cicatrisation de la plaie extérieure
sans qu'on puisse remarquer la persistance de la plaie
intérieure. Deschamps croyait à l'engagement des calculs
à travers la cicatrice encore récente. On s'est demandé
depuis, s'il existait bien dans tous ces cas des fistules remon-
tant à l'époque même de la taille, et s'il ne fallait pas dans
certains cas admettre comme probable la rupture consécutive de la cicatrice au niveau du point qui avait été ouvert.
Quoi qu'il en soit, les cas où l'on n'a pas constaté de fistules
complètes dès le début sont les plus nombreux, puisque
d'après M. Bourdillat, sur 16 faits de calculs du périnée et
du scrotum survenus chez des malades antérieurement
soumis à la taille, cinq fois seulement on a noté des fistules
complètes dès l'origine. Ripault a présenté en 1842 à la
Société anatomique, l'urèthre d'un homme qui avait été
taillé six ans auparavant et dans lequel on voyait deux calculs engagés dans de petites vacuoles formées par la cicatrisation du canal. On est en droit de se demander si ces
calculs fussent restés uréthraux, ou si après avoir rompu
les vacuoles cicatricielles qui les contenaient ils n'eussent
pas cheminé dans le tissu cellulaire du périnée, pour être
ensuite expulsés spontanément à la suite d'abcès.

Ces calculs augmentant progressivement de volume oc-
cupent à la fois une poche creusée dans le tissu cellulaire
circonvoisin et le canal de l'urèthre dans une étendue variable qu'ils obstruent plus ou moins complètement. Quelquefois toute ligne de démarcation a disparu entre la poche
périnéale et l'urèthre distendu et le calcul occupe une cavité
formée aux dépens de l'un et de l'autre. Ailleurs il y a une
sorte de resserrement à la limite de l'urèthre et du trajet
fistuleux, et le calcul présente alors un léger étranglement
à ce niveau. Mais c'est là un fait assez rare. Lorsque ces

calculs s'étendent jusqu'à la vessie, ce qui arrive quelquefois, ils revêtent dans leur aspect particulier la forme d'une gourde, dont un des renflements répond à la cavité vésicale, l'autre renflement à la portion membraneuse et le collet rétréci à la portion supérieure de la prostate.

Ce sont des calculs vésicaux engagés dans l'urèthre qui se sont accrus démesurément; la mince épaisseur des parties molles permet généralement leur élimination lorsqu'ils ont perforé le canal; ils paraissent être beaucoup plus fréquents au niveau du scrotum que partout ailleurs. Malgré son peu d'étendue le scrotum donne fréquemment issue à des calculs. Il faut attribuer ce fâcheux privilège à la laxité de son tissu cellulaire et à sa continuité avec celui du périnée. Les calculs qu'on y rencontre sont parfois consécutifs à la rupture du canal à leur niveau. Mais plus fréquemment encore, la solution de continuité est située plus haut dans un point correspondant à la région périnéale antérieure. C'est ainsi que Gérard rapporte une observation dans le Journal de de Græffe où il indique qu'une expulsion spontanée eut lieu à la suite d'un abcès entre le pénis et le scrotum. Il s'agit d'un vigneron de 60 ans qui avait des difficultés à uriner depuis l'âge de 25 ans. Au bout de vingt-deux ans, survint de l'inflammation, puis un abcès qui fut suivi d'une fistule. Treize ans plus tard, il se forma entre le pénis et le scrotum un nouvel abcès qui s'ouvrit après une mortification des tissus superficiels. Dans cette ouverture on vit un corps dur, rond, qui tout à coup fut expulsé spontanément avec du pus. Ce corps était un calcul piriforme à surface granuleuse et pesant 320 gr. Le trajet fistuleux ne s'est point cicatrisé.

L'expulsion spontanée est ici un fait commun, soit qu'elle s'opère par une ouverture fistuleuse préexistante, soit qu'elle s'ouvre une voix artificielle par un abcès ou par la gangrène des tissus. La minceur des téguments explique suffisamment la fréquence de ce mode de terminaison. Dans la région périnéale antérieure, l'expulsion spontanée se présente à peu près dans la même proportion qu'au scrotum.

« J.-L. Petit raconte qu'un homme qui portait depuis quatre ans une pierre dans l'urèthre (il n'en indique pas l'origine), sans grande incommodité, finit par éprouver quelques douleurs. Les urines coulèrent avec moins de facilité qu'à l'ordinaire, le périnée, la marge de l'anus, tout le scrotum et la peau de la verge se gonflèrent. Les urines s'arrêtèrent tout à fait. En trente heures une suppuration gangréneuse survint et parut se borner dans une étendue longue et large comme la main. La pierre était au centre et ceux qui le traitaient furent bien étonnés de ce qu'au bout de sept jours le malade allant à la selle, l'eschare gangréneuse et la pierre tombèrent dans son pot de chambre. Si le malade ne mourut point, c'est que la rétention d'urine cessa. Les parties gangrenées se relachèrent et la suppuration putride fit l'office du chirurgien. » Ainsi cette observation que nous venons de résumer offre un type des accidents qui finissent par éclater quand la maladie est abandonnée à elle-même. Souvent ils sont beaucoup plus graves, car si l'urine sort difficilement par l'urèthre, ou si le calcul tarde trop à lui frayer un passage par une perforation de la peau, elle pourra s'infiltrer au loin, causer les plus graves désordres et amener la mort.

En 1823 on présenta à l'Académie de médecine un paysan des environs de Paris, chez lequel un calcul énorme était ainsi spontanément sorti par le périnée.

Chopart a observé un cas semblable chez un homme qui

avait été taillé à l'âge de 3 ans et dont la plaie était restée fistuleuse.

Cross raconte qu'un jeune homme de 17 ans, qui souffrait depuis dix années et qui était porteur de plusieurs fistules au périnée, rendit par cette voie un calcul de 72 gr. qui avait près de 4 pouces de long ; il vécut encore deux ans rendant de temps en temps d'autres petits calculs par la plaie qui ne se cicatrisa point.

Michon a présenté en 1849 à la Société de chirurgie plusieurs calculs qu'il avait extraits chez un homme où cette expulsion avait lieu d'une manière presque périodique.

Le Dr Bruinsma de Assenède (Ann. et Bull. de Soc. méd. de Gand, 1872, p. 262) publie le cas suivant : « Le malade âgé de 46 ans présentait les signes les plus nets d'un calcul vésical, mais refusait même de se laisser sonder. Un abcès urineux se forma au périnée ; l'eschare se détacha et il sortit spontanément par la plaie un calcul de 52 gr. On retira ensuite avec des pinces un second calcul de 54 gr. et une douzaine de petits. La fistule du périnée ne se ferma pas et l'auteur perdit le malade de vue. »

Le Dr Bourillet (Comptes rendus des Sc. méd. de Gannat, p. 53, 1858), publie l'observation suivante :

« Il s'agit d'un homme de 48 ans, maigre, chétif, de nature scrofuleuse ; il a été opéré de la pierre à l'âge de 8 ans. Pendant deux ans il garda une fistule donnant issue à de l'urine et à un peu de pus ; depuis cette époque plusieurs attaques de coliques néphrétiques. En février 1877, à la suite de douleurs assez vives du côté de la vessie, survient une incontinence d'urine, puis consécutivement un abcès du périnée qui s'ouvre spontanément, laissant couler du pus et de l'urine ; disparition de l'incontinence. Peu à peu, sans traitement, l'ouverture de l'abcès se referme et l'urine reprend son cours normal. En mars 1878, ces mêmes symptômes se renouvellent, un abcès se forme au niveau du premier et donne issue par son ouverture spontanée, au bout de quelques jours, à du pus et à un calcul de phosphate de chaux dont le poids n'est pas indiqué. »

En général le siège de l'ouverture correspond à la partie moyenne du périnée.

Les femmes rendent quelquefois des calculs par le vagin à travers une fistule vésico-vaginale. Nous pourrions en citer plusieurs observations. Nous nous contenterons de publier celle de Fabrice de Hilden (observation LVIII). Cet auteur rapporte qu'une femme- rendait ses urines par le vagin ; l'examen de la partie lui fit reconnaître qu'il existait une fistule vésico-vaginale, résultant du bas-fond de la vessie et de la portion du vagin qui y est adhérente, par une ulcération produite par la présence d'une pierre qui proéminait, il agrandit la plaie et fit l'extraction du calcul. Nul doute que l'expulsion spontanée ne se fut bien montrée, si la malade n'avait pas été soumise à l'intervention chirurgicale.

Quand les calculs cheminent vers le périnée et se fixent dans cette région, on observera le plus souvent une tumeur dure, résistante, indolente, de consistance pierreuse. D'autre part, il existe divers troubles de la miction, tels que rétention, incontinence, hématurie, et la sonde est arrêtée dans le canal par un obstacle manifestement de nature calcaire. Lorsqu'il existe un trajet fistuleux à travers les parties molles, ce qui est le cas le plus habituel, l'introduction d'un stylet permet de reconnaître la proximité de la masse calculeuse. Il est cependant une circonstance où l'erreur est possible ; c'est lorsqu'il existe simultanément un calcul dans l'urèthre et le périnée. La position des calculs dans deux points éloignés et ne se correspondant pas, quelquefois la mobilité du calcul uréthral mettront le chirurgien sur la voie du diagnostic. Une erreur plus difficile à éviter dans certaines circonstances est celle qui consiste à méconnaître la maladie et à considérer un calcul mixte comme simplement circonvoisin ou comme purement uréthral. Cette cause d'erreur se rencontre principalement lorsque le prolongement est peu considérable ou lorsqu'il existe un rétrécissement qui s'oppose à une exploration complète.

Lorsque les calculs sont multiples, le doigt perçoit la sensation de corps durs, mobiles, donnant lieu à un bruit particulier ; s'il existe des trajets fistuleux, l'introduction d'un stylet donnera la sensation directe des calculs. Cette dernière perception n'est point cependant toujours fort nette, par exemple, lorsque le trajet fistuleux profond ou oblique s'oppose à la progression du stylet. D'une manière générale, le diagnostic est facile, et il suffira de rapprocher les antécédents des signes sensibles que nous venons de mentionner pour arriver à peu près sûrement à la connaissance de la vérité.

OBSERVATIONS

Observation I (personnelle).

Expulsion spontanée de 63 calculs vésicaux par le canal de l'urèthre. Quelques calculs ayant jusqu'à 12 et 14 millimètres de diamètre. Diagnostic du volume des calculs à l'aide du lithotriteur. Elimination favorisée par des injections dans la vessie et la dilatation progressive de l'urèthre. Guérison du malade.

Quénisset (Jacques), pensionnaire de l'hospice de Bicêtre, âgé de 62 ans, entre à l'infirmerie le 31 janvier 1880, à la salle Saint-Prosper, lit n° 18, dans le service de M. le Dr Gillette. Ce malade, d'une constitution robuste, interrogé sur ses antécédents, nous dit avoir eu une bonne santé jusqu'en 1874. Cependant en 1853 il fut obligé de garder le lit, un mois environ, pour des douleurs dans les deux genoux qui nécessitèrent l'application de vésicatoires. Depuis cette époque il n'en a plus ressenti, ni dans aucune autre articulation. Les renseignements qu'il nous a donnés ne sont pas assez précis, pour rapporter ces douleurs à une attaque de rhumatisme articulaire aigu. Nous avons ausculté le cœur à plusieurs reprises différentes et nous n'avons pas constaté de bruits anormaux. Il dit n'avoir jamais eu la syphilis ; en l'examinant à ce sujet nous n'avons trouvé nulle part de trace de manifestation syphilitique. Il n'a jamais eu non plus d'écoulement purulent par le canal de l'uréthre.

Ce malade est resté dix ans valet de chambre chez la duchesse d'Otrante, où la vie lui a été très agréable : bonne chère et fatigue modérée. Ensuite il est resté quinze ans dans un établissement de bains où le travail lui a été aussi très peu pénible.

En 1874, il a été frappé d'une attaque d'apoplexie, à la suite de laquelle est survenue une hémiplégie droite avec perte de la parole pendant deux ans environ. Vers la fin de 1876, ce malade finit par recouvrer l'usage de la parole, mais son hémiplégie persista et il l'a encore actuellement.

Ce n'est qu'en 1877 qu'il est entré à l'hospice de la vieillesse comme pensionnaire.

A aucune époque ce malade ne s'est plaint de souffrir de la vessie ; il n'a jamais eu aucun accident de ce côté-là ; pas d'incontinence, pas de rétention d'urine.

Ce n'est qu'au mois de janvier 1880 qu'il commença à souffrir en urinant ; les douleurs allèrent en augmentant, elles survenaient au moment de la miction, se continuaient pendant toute la durée de celle-ci et persistaient une dizaine de minutes après que cette fonction avait été accomplie.

Quelques jours avant son admission à l'infirmerie, ce malade éprouvait des souffrances de plus en plus vives et avait perdu tout sommeil. En effet, à chaque instant, jour et nuit, il était obligé de prendre son urinoir ; la miction était difficile et s'accompagnait de douleurs cuisantes dans toute l'étendue du canal et comme une véritable brûlure au niveau de la fosse naviculaire. Ce malade était atteint de cystite ; restait à en déterminer la nature.

Le lendemain de son entrée, il nous raconta ce qu'il éprouvait, il nous dit n'avoir jamais vu ses urines sanguinolentes ; nous insistâmes en faisant appel à ses souvenirs ; il n'a jamais eu d'hématurie et n'a pas vu de concrétions au fond de son urinoir. Nous l'interrogeâmes particulièrement sur les irradiations douloureuses qu'il ressentait et dont le point de départ et le maximum d'intensité se trouvaient être au niveau de la vessie ; elles se montraient pendant la miction seulement, elles occupaient la région lombaire, la région inguinale de chaque côté et le périnée. Ce malade n'avait pas et n'a jamais eu de coliques néphrétiques. Ces douleurs se montraient surtout à la fin de la miction, dans les dernières gouttes d'urine qu'il expulsait, parce qu'en ce moment il faisait des efforts pour s'en débarrasser et que probablement la vessie étant devenue vide se contractait sur les calculs qui venaient alors presser sur le col vésical. Nous insistons sur ces sensations perçues par le malade, car nous verrons plus tard qu'au moment de l'ex-

pulsion spontanée il accusera des douleurs absolument iden-
tiques.

Nous examinâmes les urines qu'il avait rendues depuis la veille;
elles étaient légèrement troubles et au fond du vase formaient un
dépôt qui devait être une abondante quantité de sels ; nous ne
trouvâmes pas de sables, ni de concrétions. Nous recueillîmes ce
dépôt dans trois éprouvettes, nous le traitâmes par la chaleur et
l'acide nitrique ; l'urine devint absolument transparente, ce qui
confirmait la supposition que nous avions faite sur la nature de ce
dépôt. L'urine de notre troisième éprouvette fut traitée par l'ammoniaque ; nous n'eûmes pas le précipité de consistance de gelée
qu'on observe lorsqu'elle contient du pus. Essayée avec le papier
de tournesol, l'urine nous donna une réaction alcaline ; d'ailleurs
elle avait une forte odeur ammoniacale.

L'état général était assez satisfaisant, la température était à peu
près normale, cependant l'appétit avait diminué depuis quelques
jours.

Le 1er février, nous racontâmes à M. Gillette ce que nous avions
constaté chez ce malade ; il demanda une sonde pour procéder à
l'exploration de la vessie. Le malade ayant répété qu'il n'avait
jamais eu aucun accident du côté des organes génitaux, on fit
pénétrer une sonde de moyen calibre, hardiment, dans la vessie.
Au niveau de la portion prostatique de l'urèthre, on eut la sensation d'un grattement produite par les mouvements de va-et-vient
qu'on faisait exécuter à la sonde, sur un calcul rugueux qui paraissait absolument fixe dans la position qu'il occupait. Après nous
avoir fait constater ce qu'il venait de trouver, il poussa la sonde
aussi profondément que possible. On poussa avec ménagement une
injection d'un demi-verre d'eau tiède pour distendre modérément
la vessie. On la retira légèrement à soi et on ne trouva rien d'anormal. On amena un changement dans la position du malade en l'in-
clinant d'un côté et de l'autre, en même temps que nous donnions
des petits coups secs sur les crêtes iliaques pour déterminer un
déplacement des calculs vésicaux ; pendant ce temps, M. Gillette,
par de petits mouvements de rotation autour de son axe portait
successivement le bec de la sonde tantôt à gauche, tantôt à droite,
et reconnaissait manifestement par le bruit sec que nous entendîmes
tous, la présence de calculs dans la vessie ; on répéta ensuite ces

mêmes manœuvres en ayant soin de rapprocher graduellement du col le bec de la sonde et on eut de nouveau la sensation du bruit sec, ce qui indiquait la présence de plusieurs calculs.

Le soir, nous sondâmes le malade et nous lui fîmes une injection d'eau tenant en dissolutiou du borax. Ces deux cathétérismes n'avaient amené chez le malade aucun état fébrile ; on n'avait retiré chaque fois qu'une très petite quantité d'urine. Le lendemain matin, à la visite, il nous montra deux calculs du volume d'un gros pois qu'il avait rendus spontanément pendant la nuit, par le canal de l'urèthre.

Il nous décrivit parfaitement la sensation d'engagement des deux calculs dans le col de la vessie, et de progression le long du conduit. Tout à coup, pendant la nuit, il lui semblait que le calcnl descendait dans le canal ; il le sentait pendant qu'il cheminait, éprouvait très nettement la sensation d'obstruction ; il le cherchait avec la main au niveau de la racine de la verge, il le sentit au bout d'un moment et, par des pressions modérées, il put se débarrasser de l'obstacle, en le faisant glisser jusqu'au méat urinaire. Le premier calcul fut enlevé avec facilité ; l'autre calcul, de même volume, fut enlevé de la même manière, sans difficulté.

Le 3 février, il fut soumis à une séance de lithotritie. On introduisit la sonde dans la vessié, et on injecta environ un demi-verre d'eau tiède. M. Gillette prit le lithotriteur et procéda à l'opération. On saisit un calcul d'une grosseur que la graduation de l'instrument permit d'évaluer au volume d'une petite noisette ; il avait 9 millimètres de diamètre : on le broya. On en saisit un second de 7 millimètres de diamètre ; puis on arrêta les manœuvres. Le malade rendit par l'urèthre deux cuillerées de sang environ. On le laissa au repos, et on lui appliqua immédiatement un large cataplasme sur le ventre. Dans la journée, le malade eut un peu plus de fréquence dans le besoin d'uriner ; la miction fut plus douloureuse que d'habitude ; les urines étaient teintes de sang, et contenaient des débris analogues à de la brique pilée. Le soir, elles n'étaient plus sanguinolentes, et le malade n'avait rendu aucun fragment calculeux. Il eut un léger mouvement fébrile ; la langue devint sèche, la soif vive, l'appétit fut perdu. Cet état dura deux jours.

Le 5 février, il fut sondé de nouveau, et nous lui fîmes deux injections de la solution de borax : on lui prescrivit une potion avec

1 gr. de benzoate de soude, parce que l'urine avait une odeur ammoniacale. Toujours vive douleur à la fin de la miction; l'urine était rendue chaque fois en petite quantité. Il y avait au fond du vase un dépôt blanc jaunâtre, et quelques débris provenant de l'écrasement de l'avant-veille. Le soir, nous le sondâmes, et nous ne retirâmes que quelques gouttes d'urine : nous lui fîmes un lavage dans la vessie, avec la solution de borax. Deux heures après, le malade rendit trois calculs, éprouvant les mêmes sensations, et se servant des mêmes moyens, pour les extraire, que nous avons signalés dans le cours de notre observation.

Le 6. Expulsion spontanée de quatre calculs, dont deux fragments provenant de l'éclatement de calculs produit par le lithotriteur. On le sonde matin et soir, et le malade réclame lui-même une injection avec le borax chaque fois, qui amène un soulagement très marqué de sa cystite.

Le 22. Elimination d'un seul calcul, de 10 millimètres de diamètre. Son passage à travers le canal de l'urèthre s'est effectué avec beaucoup plus de douleur que d'habitude.

9 mars. Nouvelle séance de lithotritie. Les manœuvres ont duré comme la première fois, c'est-à-dire à peine cinq minutes. On a pu saisir un calcul de 12 millimètres, et une pression très modérée au moyen de la vis a été suffisante pour produire son éclatement. On a saisi deux autres calculs de 9 millimètres, qui ont été broyés. Sa vessie s'est débarrassée assez facilement, pendant la journée et le lendemain, des débris dont une partie avait été retirée directement entre les deux branches de l'instrument. Après l'opération, écoulement de deux cuillerées de sang.

Le soir, nous l'avons sondé, et nous avons poussé une injection d'eau boratée avec les plus grandes précautions : nous nous arrêtions dès que le malade paraissait souffrir, pour ne pas amener une rritation vésicale que nous voulions combattre au contraire. Une heure après, expulsion spontanée de plusieurs fragments, du volume de la moitié d'un gros pois, et de trois calculs entiers.

L'urine rendue dans le courant de la journée a été légèrement teintée de sang, les phénomènes généraux moins accusés que la première fois.

A partir de ce moment-là, nous sondâmes le malade à peu près tous les jours avec une sonde de gros calibre, n° 24, de la filière

Charrière. Notre intention était : d'une part, par le passage fréquent de la sonde, de diminuer la sensibilité de la muqueuse de l'urèthre, de l'habituer en quelque sorte au contact des corps étrangers ; d'autre part, de le soumettre à la dilatation, ce que nous cherchions à obtenir en laissant la soude quelques minutes, c'est-à-dire tout le temps qu'elle pouvait être supportée, pour que l'orifice du col vésical pût donner librement accès aux calculs, et que l'urèthre ne mît pas d'obstacle à leur issue au dehors. Pour concourir à ce résultat, nous faisions des injections d'eau de borax, tant pour faire des lavages, qui soulageaient manifestement le malade de sa cystite, que pour dilater la vessie et laisser libres les calculs qui pourraient être enserrés dans les replis de la muqueuse, car, malgré leur nombre, nous ne les sentions pas souvent avec notre sonde.

Le 28. Le malade rendit deux nouveaux calculs, aussi volumineux que le plus gros de la collection.

M. Gillette ayant fait le diagnostic du volume des calculs, à l'aide du lithotriteur, ne crut pas devoir soumettre le malade à une nouvelle opération, qui amenait une irritation de la vessie très intense On la remplaça par plusieurs séances de séries de Béniqué. Le malade n'en était pas incommodé ; il ne se plaignait d'aucune douleur.

12 avril. Issue spontanée de quatre calculs. Le dernier avait 12 millimètres de diamètre. Malgré tous les efforts que fit le malade, il lui fut impossible de l'amener au dehors ; ses souffrances étaient si vives qu'on appela l'interne de garde, qui trouva le calcul dans la fosse naviculaire, où il fut saisi avec des pinces à dissection et retiré, après des tractions assez énergiques. Il n'y eut pas d'écoulement de sang par l'urèthre, et, après cette sorte de délivrance, il fut promptement soulagé.

Le malade ne souffrait plus que pendant la miction ; les urines étaient troubles, mais ne contenaient aucune concrétion calculeuse.

14 mai. Il rendit sept calculs ; les douleurs furent très vives pendant tout le temps que dura leur expulsion.

Pendant trois semaines, il en rend trois ou quatre volumineux.

24 juin. Pendant la nuit, expulsion spontanée de treize calculs. Il fait remarquer que les plus petits ont passé les premiers ; le dernier, le plus gros, s'arrête dans la fosse naviculaire. L'interne de

garde, qui est appelé, prend une pince à dissection, parvient à le saisir, et l'amène au dehors.

5 juillet. Il rend cinq calculs. Ils sont gros comme de petites noisettes ; ils passent assez facilement, sans déterminer trop de douleur.

Le 24. Deux nouveaux calculs sont expulsés, puis il en rendit une quinzaine jusqu'au 8 août.

A cette époque le malade expulse son dernier calcul. L'expulsion fut tres laborieuse, il s'arrêta dans la fosse naviculaire. L'interne de garde fut appelé, fit plusieurs tentatives pour l'extraire mais inutilement ; le malade était en proie à de vives souffrances. Il me pria de venir voir mon malade. Je trouvai la verge très tuméfiée, très douloureuse au toucher, un peu de sang épanché au méat m'empêcha tout d'abord de voir le calcul. Je le sentis et l'aperçus dans la fosse naviculaire, son volume paraissait être celui d'une noisette. Je renouvelai les tentatives de traction faites avec une pince à dissection, sans aucun résultat. J'instillai quelques gouttes d'huile et je cherchai à imprimer un déplacement au calcul pour le faire glisser, je ne réussis pas davantage. Le malade se plaignait beauconp, ses douleurs étaient très vives. J'eus l'idée de recourir au débridement du méat. Auparavant j'employai un autre moyen. Je mis mon index gauche dans le méat qui était assez dilaté pour en recevoir l'extrémité, j'abaissai d'un côté fortement le bord sur le calcul et j'engageai mon ongle dans une rainure faite par les pinces pour faire des mouvements de latéralité, pendant que de l'autre main je le fixais inférieurement. Je sentis qu'il avait changé de position, je saisis alors des pinces à dissection et je pus l'extraire en tirant énergiquement. Le malade fut soulagé ; je le revis une heure après, les douleurs qu'il ressentait dans l'urèthre étaient très modérées. Je lui prescrivis un lavement avec 12 gouttes de laudanum, et un large cataplasme sur le ventre qui amenèrent un prompt soulagement. A la suite de cette expulsion du calcul qui était plus volumineux que les autres, il a eu une incontinence d'urine qui a duré quatre jours.

Depuis cette époque il éprouve quelques douleurs pour uriner à cause de sa cystite chronique, mais il n'a plus eu une seule fois ces paroxysmes douloureux qui coïncidaient avec l'engagement de gros calculs dans le col de la vessie. Nous l'avons sondé souvent pour explorer la vessie, nous lui avons fait des injections pour la dilater, nous avons pratiqué le toucher rectal qui nous a fait constater une hypertrophie de la prostate, mais nous n'avons pas senti de calculs. Nous avons prié M. Gillette de faire l'exploration lui-même à plusieurs reprises ; son examen a été négatif comme le nôtre.

Le malade est guéri de ses calculs vésicaux en tant que corps étrangers, mais nous ne voulons pas dire qu'il soit guéri de son affection calculeuse ; nos fréquentes explorations ne nous ont pas fait découvrir de calculs dans la vessie et il serait surprenant qu'alors même que des calculs fussent contenus dans des replis de la muqueuse formant des vacuoles sous l'influence des contractions vésicales, ne vinssent pas à un moment donné au niveau du col pour produire cette sensation particulière d'obstruction que le malade n'a jamais plus ressentie depuis l'expulsion du dernier calcul.

Aujourd'hui 20 décembre il va aussi bien que possible.

Nous avons conservé la collection de ces 63 calculs. Ils sont desséchés, par conséquent plus légers qu'au moment de leur expulsion. Nous en avons trouvé un, le dernier, celui que nous avons retiré nous-même, pesant 3 gr. 10, ayant 12, 13, 14 millimètres dans différents sens.

14 calculs gros comme des noisettes, pesant de 2 à 3 grammes, ayant de 9 à 14 millimètres de diamètre.

16 calculs qui pèsent 1 gr. 50, de 8 à 9 millimètres d'épaisseur.

Les autres nous pouvons les considérer comme des graviers, c'est à-dire ne dépassant pas en diamètre celui du canal de l'urèthre.

Nous en avons brisé quelques-uns et nous avons constaté qu'ils ont un gros noyau jaunâtre, formé d'acide urique et d'urates, revêtu d'une couche d'un blanc grisâtre de 1 à 2 millimètres d'épaisseur de phosphate de chaux. Leur forme est irrégulièrement sphérique, à facettes ; nous ne savons pas si ce sont des débris d'une fragmentation spontanée d'une grosse pierre vésicale qui auraient été recouverts de phosphate calcaire. Cependant, après en avoir scié quelques-uns, nous avons remarqué les couches régulièrement concentriques, ce qui plaiderait plutôt en faveur de calculs entiers ayant suivi leur évolution normale.

Mercier.   5

OBSERVATION II.

Calcul de la vessie engagé dans l'urèthre et arrêté dans la fosse navi-culaire. Extraction. Guérison, par M. Després (Société de chirurgie, 1865).

Armand (Jacques), entre le 14 septembre 1865 dans le service de chirurgie de l'hôpital Saint-Antoine. Le malade est dans l'impossibilité presque complète d'uriner. Il raconte que depuis 4 jours il a des envies d'uriner plus fréquentes et qu'il n'a rien ressenti qui puisse lui faire soupçonner une maladie de la vessie.

Voici comment le malade a commencé à constater son mal. Il y a deux jours, au moment où il voulait uriner, il a été pris d'une douleur subite en arrière du pubis, puis il a ressenti une sensation qu'il compare au passage d'un corps dans l'urèthre. Malgré cela l'urine coulait un peu et il se sentait soulagé.

Ce dernier toutefois voulant faire sortir l'obstacle au cours de l'urine en pressant sur la verge a amené le corps étranger de l'urèthre dans la fosse naviculaire. La rétention d'urine était complète, mais par un artifice le malade parvenait à accomplir la miction.

Il tirait les lèvres du méat au delà du calcul et celui-ci comme une soupape, cessant d'être en rapport avec l'orifice de l'urèthre, laissait écouler l'urine qui avait distendu la fosse naviculaire. Les parties étaient dans l'état suivant : le gland était tuméfié, dur, les lèvres du méat entr'ouvert laissaient voir un calcul grisâtre.

Comme le méat était très étroit et comme le calcul était peu mobile et ne pouvait être extrait par des tractions, un bistouri tenu à plat a été introduit entre le calcul et l'urèthre. La lame du bistouri a été tournée du côté de l'urèthre au point où s'insère le frein de la verge. Un débridement de 8 à 9 millimètres a été pratiqué et le calcul a pu être extrait avec une pince à dissection par le méat urinaire ainsi agrandi. La plaie a été réunie par une serre-fine et la verge a été entourée de compresses froides. Aujourd'hui la plaie est cicatrisée et le malade est guéri.

Après l'extraction du calcul, l'urèthre exploré avec une sonde ne présentait aucune lésion. La prostate explorée par le toucher rectal n'offrait rien d'anormal.

Le calcul, de forme ellipsoïde, régulier et très lisse, composé

d'un noyau de phosphàte de chaux et d'une enveloppe de ce même
sel, mais plus friable, avait 4 centimètres dans son plus grànd diamètre, et 1 centimètre 1/2 dans le petit diamètre. Une de ses extré-
mités, arrondie, se montrait à l'extérieur, au moment où l'opération a été pratiquée. L'autre extrémité, un peu plus effilée que la
première, présentait une sorte d'étranglement.

Ce fait se rapporte à un calcul de la vessie, expulsé spontanément
de la cavité viscérale, et arrêté dans la fosse naviculaire. Ce qu'il
y a de peu ordinaire dans ce cas, c'est l'absence de tout signe de
lésion de la vessie ou de l'urèthre avant l'expulsion du calcul.

L'intégrité des voies urinaïres, de l'urèthre et de la prostate,
semble indiquer qu'il ne s'agit point d'un calcul de l'urèthre, surtout
si l'on considère les narrations du malade : on conçoit peu d'ailleurs
qu'un pareil calcul ait pu séjourner même dans la portion prostatique de l'urèthre, sans causer une irritation au col de la vessie.
Quant à l'absence des accidents du côté de la vessie, on peut les
attribuer à la régularité du calcul. Enfin, ce qui nous paraît digne
d'intérêt, c'est la possibilité du cheminement de ce calcul dans l'u-
rèthre, dont les dimensions normales ne doivent pas faire supposer
une dilatabilité aussi considérable.

OBSERVATION III.

Nous empruntons cette observation à la thèse de M. Hybord que nous reproduisons dans tous ses détails.

**Calcul de la vessie chez une femme. Sortie spontanée par l'urèthre.
Particularités intéressantes.**

M. le professeur Richet ayant été appelé en consultation à Abbe-
ville, par le Dr Tripier, ce dernier lui remit un calcul, qu'une dame
de sa clientèle avait rendu spontanément. A l'occasion de notre
thèse, M. Richet fut assez aimable pour demander à son confrère
une note relative à ce fait. Nous la publions telle que nous l'avons
reçue, en priant M. Tripier de vouloir bien accepter tous nos remer-
cîments.

Cette femme, accouchée en août 1859, après cinq jours de travail, fut consécutivement atteinte d'une fistule vésico-vaginale,
pour la guérison de laquelle rien ne fut tenté, et qui a persisté de-

puis. Appelé à la visiter pour la première fois en juillet 1866, elle accusait de vives douleurs dans la région de l'utérus. Un jour, j'eus l'idée de la sonder et d'examiner la vessie ; mais son indocilité ne me permit pas de le faire. Je l'avais perdue de vue lorsque, en mai 1867, elle m'appela en passant, et me fit voir une pierre qu'elle me dit avoir rendue par le canal. L'ayant interrogée avec soin. pour m'assurer si ce calcul s'était réellement échappé par cette voie, elle me dit l'avoir pendant assez longtemps touché de ses mains, alors qu'il était à moitié sorti.

Ne pouvant m'expliquer la formation d'un calcul dans des conditions qui semblaient devoir en exclure la possibilité, j'examinai la malade, et je trouvai la vessie dans l'état suivant : sa paroi inférieure offrait un prolapsus très prononcé ; la sonde ne pénétrait pas à plus de 6 centimètres de profondeur. L'indicateur introduit dans le vagin me permit de reconnaître le siège de la fistule, un peu en avant du col de l'utérus. La capacité de la vessie, considérablement réduite, me parut correspondre à peu près au volume du calcul. Pendant cet examen, il s'écoula par la sonde environ un petit verre d'urine, qui se trouvait retenue dans l'espèce de bas-fond compris entre la fistule et le col vésical.

Cette dernière position permet de se rendre compte du dépôt et de l'agrégation des parties constituantes du calcul. Son accroissement a eu évidemment pour limite la capacité de la vessie, et il n'en a été expulsé que lorsqu'elle est devenue insuffisante pour le contenir. La forme du calcul semble indiquer d'ailleurs le mécanisme de son expulsion ; la grande extrémité devait occuper le fond de la vessie, tandis que l'autre, plus déliée et légèrement recourbée, était engagée dans le canal de l'urèthre, qu'elle dilatait peu à peu, frayant la route au calcul pour l'amener au dehors.

Les conditions qui avaient favorisé le développement de ce calcul me paraissant subsister, je craignais pour cette femme le retour du même accident, d'autant plus que, dans ces derniers temps, elle se plaignait de douleurs analogues à celles qui existaient autrefois ; mais un examen tout récent m'a convaincu que le calcul ne s'était pas reproduit.

Observation IV.

**Expulsion spontanée de trois calculs chez un enfant de 33 mois.
(Civiale.)**

Boissieux, 33 mois, faible constitution, avait toujours été souf-
freteux. Les tranchées, les vers, la dentition, successivement accu
sés de produire cet état valétudinaire, furent combattus tour à tour
par les divers moyens que la thérapeutique générale apprend à leur
opposer. Presque toujours on obtenait une suspension des douleurs
et des cris du malade; mais constamment aussi les accidents repa
raissaient à des époques plus ou moins éloignées.

Depuis longtemps la nourrice s'était aperçue que l'enfant portait
la main à sa verge, et elle-même avait cru reconnaître que des fric-
tions sur cette partie calmaient les souffrances. Enfin, un gravier
du volume d'un pois fut expulsé; mais les douleurs n'en continuè-
rent pas moins.

On me présenta l'enfant. Les besoins d'uriner se renouvelaient
fréquemment et, chaque fois que le petit malade voulait y satisfaire,
il éprouvait des sensations très pénibles. Je prescrivis deux bains
et quatre quarts de lavement par jour, des boissons abondantes, et
un régime doux.

Au bout de quelque temps, je pratiquai le cathétérisme et ne
trouvai pas de pierre dans la vessie. Sous l'influence des moyens
dont je viens de parler, l'irritation de l'urèthre s'apaisa, et l'émis-
sion de l'urine reprit son cours normal, moins promptement toutefois qu'on ne l'observe d'ordinaire, ce qui annonçait, ou qu'il existait encore quelque chose dans la vessie, ou que le petit malade
avait beaucoup souffert, et que le passage d'un gros gravier rugueux
et bosselé, peut-être aussi les manipulations de la nourrice avaient
produit une grande fatigue dans le canal.

Un mois après, l'enfant fut pris subitement de nouvelles difficultés d'uriner, avec douleur dans les côtés et surtout à l'extrémité de
la verge. Le pressentiment des souffrances qui l'attendaient l'empêcha pendant quelques heures d'uriner. A la fin cependant il céda

au besoin et rendit à la fois deux graviers, dont l'un égalait un très gros pois ; l'autre était plus petit.

L'enfant mange beaucoup. Il a un gros ventre et des membres grêles ; il est pâle et extrêmement chétif. Toutefois, l'expulsion de ces graviers a été suivie d'un résultat, qu'on n'avait point obtenu jusque-là. Les troubles fonctionnels de la vessie ont totalement cessé depuis plusieurs mois ; le manger profite au petit malade, qui se fortifie et se développe. Les moyens auxquels je me bornai consistèrent en injection d'eau froide dans la vessie, de temps en temps.

OBSERVATION V.

**Fragmentation spontanée de calculs dans la vessie. Phlébite iliaque.
|Vessie biloculaire.**

(M. Guéniot. Société de chirurgie, juillet 1867.)

M. Guéniot présente l'appareil urinaire d'un homme de 83 ans, qui a succombé à l'hôpital Necker, dans le service des calculeux dont il est provisoirement chargé.

Sans avoir jamais subi d'opération propre à briser la pierre, ce vieillard expulsa pendant deux années, de 1862 à 1864, par le canal de l'urèthre, un grand nombre de débris calculeux. Cette expulsion était douloureuse et généralement annoncée vingt-quatre ou trente-six heures à l'avance par un surcroît de souffrance vers le col de la vessie. Elle se faisait d'ailleurs à des intervalles très irréguliers et sans qu'aucun changement dans le régime ou l'hygiène du malade put expliquer le phénomène. Les fragments, soigneusement recueillis au nombre d'une cinquantaine, appartiennent bien, comme l'examen permet de s'en assurer, à des calculs urinaires d'origine vésicale.

Inégaux en volume, quoique de la grosseur d'un pois, ils sont en grand nombre constitués par des segments plus ou moins irréguliers de coques calculeuses.

L'épaisseur notable de ces coques montre qu'il ne s'agit pas d'une décortication superficielle, d'une simple exfoliation, mais bien d'un brisement de la masse, d'une véritable fragmentation des calculs.

Le malade, très caduc et très affaibli à son entrée à l'hôpital, succomba après avoir offert des symptômes très accusés de phlegmatia alba dolens, dont l'autopsie indiqua la cause. On trouva une phlébite de la veine iliaque externe droite qui se trouvait en contact avec la vessie dans le point où étaient les calculs qui ont dû léser la paroi veineuse et dont l'inflammation très accusée de la muqueuse vésicale a pu se propager jusqu'à la veine par simple contiguïté de tissu.

Aucune opération n'avait été pratiquée en vue de le débarrasser de la pierre. On nota les particularités suivantes du côté de la vessie. Celle-ci est composée de deux poches d'égale capacité, offrant chacune le volume d'une grosse orange. Celle de droite ou la vraie vessie, dans laquelle viennent s'ouvrir l'urèthre et les deux uretères, renferme six corps étrangers, c'est-à-dire trois pierres et trois fragments de pierre. Deux de ces dernières paraissent provenir de l'une des pierres dont la masse offre des pertes de substance, sensiblement correspondantes. Le troisième fragment semble être aussi une portion détachée de l'une des deux autres pierres. L'aspect extérieur de tous ces produits permet de leur supposer une composition semblable ; ce sont probablement des calculs phosphatiques.

La seconde poche ne renferme aucun dépôt calculeux.

OBSERVATION VI (résumée).

Fragmentation spontanée de calculs vésicaux.

(Boulomié. Société de médecine pratique, avril 1876.)

Un officier général de marine arrive à Vittel, août 1875, pour y suivre le traitement hydro-minéral.

Au bout de quelques jours de traitement le malade sentit un calcul volumineux traverser l'urèthre ; assez vives douleurs au passage, mais pas de sang.

Pendant les quelques jours qui suivent, de nouveaux calculs sont expulsés, mais ne sont pas retrouvés, le malade urinant dehors.

Quelques jours après, un nouveau calcul a été émis et cette fois retrouvé. Il provient manifestement d'un calcul spontanément fragmenté dans la vessie ; il est à couches concentriques et formé d'acide urique et d'urate de soude. De nombreux débris très ténus ont été émis en même temps.

Le malade part ; on l'examine, on trouve encore des fragments calculeux dans la vessie.

Six jours après, il écrit à M. Boulomié : « J'ai rendu une pluie de morceaux de caillou, puis quelques débris très petits, mélangés à une grande quantité de sable et de poussière. » Le malade, pendant longtemps, a rendu une quantité considérable de fragments.

OBSERVATION VII.

Fragmentation spontanée de calculs dans la vessie (Résumée).
(Civiale.)

Un homme âgé de 68 ans avait longtemps souffert de la gravelle, qu'il rendait difficilement ; l'expulsion s'effectuait par boutades et en une seule fois. Le malade entra à l'hôpital, il avait une fièvre continue, l'urine purulente, la vessie ne se vidait pas ; l'introduction d'une sonde de gomme élastique était fort douloureuse et dès que l'urine cessait de couler, le sang paraissait, il en sortait quelquefois une assez grande quantité. On fit quelques injections dans la vessie qui restèrent sans résultat. Il survint deux parotidites, le malade succomba au bout de quelques jours.

A l'*autopsie*, on trouva dans la vessie trente-cinq graviers ; un seul avait le volume d'une noisette ; les autres étaient beaucoup plus petits et presque tous offraient des facettes. Tous étaient d'acide urique, mais recouverts de la couche grise qu'on observe généralement, lorsqu'il existe une phlegmasie considérable. Les plus petits de ces graviers ne furent pas plutôt exposés à l'air qu'ils se divisèrent spontanément et par le seul fait de la dessication, la fragmentation devint générale ; cependant ils avaient assez de consistance.

Observation VIII.

Fragmentation spontanée (résumée) (Civiale).

Deschamps, sexagénaire, colonel en retraite, d'une constitution forte, mais épuisée, souffrait depuis longtemps de la gravelle ; il avait rendu du sable des graviers et même des éclats de calculs dont quatre que je parvins à réunir de manière à reformer une pierre qui avait le volume d'une petite noisette. Le malade avait une répugnance très prononcée pour toute espèce de traitement ; ce ne fut pas sans difficulté que je parvins à le déterminer à se laisser sonder.

L'urèthre était fort irritable et je m'assurai que la vessie contenait un grand nombre de graviers et de petits calculs dont l'extraction eût été facile ; mais on avait tellement effrayé le malade des douleurs et des suites de l'opération qu'il ne voulut point en entendre parler. Il se contenta de prendre des boissons abondantes, des bains tièdes, des lavements et de garder le repos. Deux mois après, les douleurs diminuèrent d'une manière notable ; le malade se crut guéri et je cessai de le voir.

Observation IX.

Fragmentation spontanée (résumée) (Civiale).

Holoville, ancien domestique, 82 ans, nous montra à l'hôpital une pleine boîte de graviers, qu'il avait rendus en différentes fois et qui se faisaient remarquer par leur grosseur. L'un d'eux avait 15 millimètres de long sur 12 millimètres de large et 6 millimètres d'épaisseur ; le malade n'était parvenu à l'expulser qu'après des douleurs atroces et qui avaient duré plusieurs jours. Tous ces graviers étaient d'acide urique. La plupart des plus gros avaient une forme allongée, mais ils étaient lisses et polis ; quelques-uns se divisaient en éclats, à la moindre pression. La constitution était si affaiblie qu'il n'y avait aucune chance de succès de tenter une opération ; la mort eut lieu peu après l'admission à l'hôpital.

La vessie renfermait onze pierres de même nature que les graviers rendus, mais couvertes d'une couche cendrée ; les plus grosses avaient le volume d'une noix, et les plus petites celui d'une noisette ; plusieurs de ces dernières étaient fragmentées. Ce que l'autopsie offrit de plus remarquable, ce fut la découverte, dans l'épaisseur des parois vésicales, de deux abcès qu'on n'avait pas soupçonnés pendant la vie. Il existait d'ailleurs dans les deux reins des lésions profondes qui auraient fait périr le malade, alors même que par une opération on serait parvenu à le débarrasser de ses calculs vésicaux.

OBSERVATION X.

Fragmentation spontanée. Lithotritie adjuvante (résumée)
(Civiale).

Un homme de 69 ans éprouvait depuis plusieurs années les symptômes de la gravelle; on lui conseilla l'usage de la poudre de feuilles d'arbousier, qu'il prit pendant longtemps, sans éprouver aucun changement dans son état.

Un jour, il fut frappé de la forme de l'un des graviers rendus ; en l'examinant avec attention, on s'aperçut que c'était un éclat de pierre et non un calcul entier ; plus tard, il en sortit d'autres semblables et l'on attribua à l'innocente busserole toute la puissance saxifrage dont quelques anciens l'avaient si gratuitement décorée.

Cependant les forces se perdaient, la vessie devenait de plus en plus paresseuse et les éclats de pierre n'étaient plus expulsés ; le malade se décida à entreprendre un traitement plus sérieux et il se fit admettre dans mon service.

Il n'éprouvait pas de souffrances locales prononcées, mais l'urine était catarrhale, et ne pouvait être rendue qu'avec beaucoup de difficulté ; l'appétit était nul, le sommeil troublé et la faiblesse extrême. Je m'assurai que la vessie ne se vidait pas, et qu'elle contenait en outre plusieurs calculs. Mon premier soin fut de rétablir les évacuations alvines qui se faisaient très irrégulièrement. L'urèthre était fort irritable, surtout à la portion membraneuse ; j'introduisis quelques bougies de cire molle. Dès que la sonde put passer sans de fortes douleurs, je commençai les injections d'abord avec l'eau tiède, puis avec l'eau froide. Au bout de quelques jours, le malade rendit spontanément deux nouveaux éclats de pierre ; les injections furent continuées, et, dès que l'état général se fut amélioré, je commençai l'application de la lithotritie.

Les calculs petits, mais fort durs, furent successivement saisis et écrasés ; la première séance fatigua le malade, qui ne se ressentit pas des autres. L'amélioration qui s'était déjà opérée dans la santé continua ; pendant le traitement chirurgical, une grande quantité de débris et de fragments calculeux furent expulsés. Ces calculs étaient formés d'acide urique pur. Tous ceux que le malade avait montrés avaient appartenu à de petits calculs; convexes d'un côté et convexes de l'autre, ils provenaient des couches extérieures qui s'étaient fendues en divers sens et détachées. Comme dans la plupart des cas de ce genre, ils étaient durs, mais cassants.

OBSERVATION XI.

Abcès du périnée. Trajet fistuleux persistant. Issue spontanée d'une pierre de 10 onces 1/2.

(Mémoire de Louis. Académie de chirurgie, t. VIII).

Un habitant de l'Yonne, âgé de 58 ans, a été taillé à l'âge de 8 ans. Dix-huit ans après, il s'aperçut d'une petite tumeur de la grosseur d'une noisette sous les pubis, et il se fit au scrotum un trajet fistuleux par lequel la plus grande partie de l'urine s'échappait. Depuis vingt ans, le trajet fistuleux du scrotum se rouvrait à peu près de quatre années l'une et cela est arrivé presque tous les ans depuis 1746. Après ces petites crevasses, dont il sortait un peu de pus sanguinolent, cet homme se trouvait très bien et n'était incommodé que par le poids de la tumeur. Il est monté à cheval pour ses affaires jusqu'au mois de janvier 1754. Le médecin, Le Gaigneau, fut appelé pour le voir le 17 février, parce qu'il venait de rendre naturellement une pierre monstrueuse du poids de 10 onces 1/2, enveloppée d'une membrane large comme la main et fort mince. L'examen de la pierre fit voir qu'elle a été originairement composée de plusieurs autres formées séparément, et que ce n'est que par la succession des temps qu'elles ont été comprises dans la même masse par le progrès de la dilacération des feuillets membraneux qui les séparaient.

OBSERVATION XII.

Expulsion spontanée par le périnée.
(Maisonneuve. Gazette des hôpitaux, 1851).

Un homme âgé de 33 ans, qui avait été opéré à l'âge de 4 ans par la méthode latéralisée, pour un calcul vésical gros comme un œuf de pigeon, n'avait plus éprouvé aucun accident du côté des voies urinaires jusqu'à l'âge de 28 ans où il entra à l'hôpital Cochin pour une tumeur périnéale. M. Michon ayant pratiqué une incision sur cette tumeur, rencontra presque immédiatement sous la peau un petit calcul ovoïde, muni d'aspérités nombreuses et dont l'extraction n'offrit aucune difficulté.

Le 1er mai, le malade se présenta de nouveau à l'hôpital pour une affection analogue ; seulement la tumeur était déjà ulcérée, et par l'orifice de l'ulcération on voyait poindre l'extrémité d'un petit calcul jaunâtre que M. Maisonneuve put extraire avec des pinces. Le calcul formé de phosphate ammoniaco-magnésien était oblong ; son grand diamètre était de 2 centimètres, le plus petit de 12 millimètres ; sa surface ne présentait aucune aspérité.

OBSERVATION XIII.

Calcul volumineux rendu spontanément par le périnée.
(Marjolin. Société de chirurgie, mars 1868).

Ce calcul a été rendu par un garçon de 14 ans 1/2, grand, d'une bonne constitution ; il a été taillé il y a neuf ans par M. Deguize. Personne dans la famille n'avait été atteint d'une affection semblable.

La première pierre extraite par M. Deguise avait le volume d'un œuf de pigeon ; la guérison fut rapide. Cette fois, le jeune malade commença à souffrir, il y a un an, dans le bas-ventre et dans la région périnéale. Pendant plus de huit mois il fut obligé de rester couché ; enfin, dans le courant de mai 1867, un abcès se forma, et, dans les derniers jours du même mois, la pierre sortit librement. Ce calcul, dont la pesanteur spécifique est peu considérable, est très friable ; son poids est de 38 gr. Sa forme est celle d'un cylindre allongé, irrégulier, un peu noueux, mesurant dans sa plus grande étendue plus de 8 centimètres, et dans son diamètre le plus considérable plus de 3 centimètres. L'extrémité qui, très probablement, répondait à l'orifice vésical est irrégulière et comme modelée sur des anfractuosités. A la suite de l'issue spontanée de ce calcul, il resta une fistule urinaire qui a demandé près de quatre à cinq mois pour se fermer ; la cicatrisation n'a été obtenue qu'après des cautérisations répétées avec le nitrate d'argent.

CONCLUSIONS.

De l'ensemble de notre travail et des observations que nous rapportons, nous croyons devoir tirer les conclusions suivantes :

1° L'expulsion spontanée peut être un moyen de guérison des calculs de la vessie. On a cité des cas où la presence d'un seul calcul de la vessie, qui avait été expulsé spontanément, avait amené la guérison de la maladie, et qu'après de longues années on n'avait pas observé de récidive de l'affection calculeuse.

2° Nous admettons pour le cas que nous avons observé, que l'expulsion spontanée a amené la guérison du malade en débarrassant la vessie des calculs qu'elle contenait, en tant que corps étrangers irritant la muqueuse vésicale.

Nous ne pouvons pas savoir s'il est guéri de son affection calculeuse et si une récidive ne surviendra pas à courte échéance.

3o Lorsque les calculeux auront rendu de gros graviers spontanément, on pourra employer chez eux la lithotritie; si à l'aide de l'instrument, comme moyen de diagnostic, on trouve que les calculs ne sont pas supérieurs en dimensions à ceux qui ont déjà été rendus, on devra favoriser l'expulsion spontanée par le passage fréquent de sondes de divers calibres, même par des bougies Béniqué pour dilater le canal de l'uréthre.

4° Pour concourir à ce résultat, on devra employer des

injections médicamenteuses dans le double but de combattre la cystite concomitante et de distendre graduellement la vessie de manière à déplisser la muqueuse, qui, en retenant dans ses replis les calculs, empêcherait leur progression vers l'orifice vésical.

Ces différents moyens nous ont réussi chez notre malade.

5° On devra avoir recours aux mêmes procédés, pour faciliter l'expulsion spontanée de fragments ou débris de calculs après fragmentation spontanée.

6° L'expulsion spontanée par la région périnéale est une complication fâcheuse. Elle survient, en général, chez les malades qui ont été taillés et qui sont porteurs d'une fistule qui ne s'est point cicatrisée. La présence des calculs dans le périnée amène de graves désordres, des abcès, des eschares, etc. On devra en faire le diagnostic de bonne heure pour empêcher l'évolution successive des divers accidents que nous venons d'énumérer.

Paris. — A. PARENT, imp. de la Faculté de Médecine, r. M.-le-Prince, 29-31.